D1484772

MUSICOTERAPIA

ROBIN
BOOK

Gabriel Pereyra

MUSICOTERAPIA

© 2013, Ediciones Robinbook, s. l., Barcelona
© 2013, Gabriel Pereyra

Diseño de cubierta: Regina Richling

Imagen de cubierta: iStockphoto

ISBN: 978-84-15256-50-2

Depósito legal: B-15.316-2013

Impreso por Sagrafic, Plaza Urquinaona, 14, 7.º 3.ª, 08010 Barcelona

Impreso en España - *Printed in Spain*

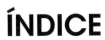

ÍNDICE

PRIMERA PARTE

LA MUSICOTERAPIA

Sin música, la vida no seria más que un error.
Friedrich Nietzsche

Sonidos, ritmos, melodías... En todas las culturas, la música se ha utilizado como vínculo entre los sentidos y el espíritu. Desde épocas remotas ha estado al servicio de la religión, del arte, de la relajación... y de la curación.

Con el tiempo, lo que antes era producto de la experiencia y del conocimiento intuitivo se ha visto confirmado por la ciencia: la música no sólo afecta a la percepción psíquica, sino también a procesos corporales como la actividad cerebral o el funcionamiento del sistema cardiovascular. Esta primera parte es una introducción a la musicoterapia. La siguiente, de carácter más práctico, se centrará en la audición y en el uso participativo de la música a través de diversos ejercicios.

1

¿CÓMO UTILIZAMOS LA MÚSICA?

Este libro ofrece una visión de conjunto de la musicoterapia, tanto en su vertiente teórica como en la práctica. A lo largo de sus páginas encontrarás, además, diversos ejercicios que te ayudarán a mejorar tus niveles de relajación y concentración para, por ejemplo, combatir el estrés o aliviar el dolor.

La música nos acompaña siempre

¿Recuerdas cuándo fue la última vez que escuchaste música y de qué tipo de música se trataba? ¿Has ido hoy de compras? Si lo has hecho, es muy probable que te hayan sometido a un bombardeo musical para así estimular tu afán consumista. O quizá hayas visto una película en la televisión o en el cine, en cuyo caso habrás oído la banda sonora (aunque no seas consciente de ello). También es posible que hayas encendido la radio o escuchado uno de los discos compactos que tienes en casa, ya sea para relajarte o para animarte.

Lo consciente y lo inconsciente

Todos utilizamos la música, ya sea de manera consciente o inconsciente, para liberar tensiones, calmarnos, relajarnos o recargar energías. No importa si se trata de música folk, de jazz o de música clásica: el sonido y el ritmo hablan el idioma del subconsciente. Abren el corazón, estimulan la mente y nos ayudan a «hacer limpieza» en nuestra cabeza, vaciándola de pequeños y grandes problemas.

El poder de la música

En nuestros días, la música no ha perdido ni un ápice de su poder ancestral. Desde hace miles de años, nuestros antepasados han escuchado y creado música, y se han abandonado a sus sonidos para, al menos durante un tiempo, olvidar sus preocupaciones y sus problemas. Y, por supuesto, el hombre sigue buscando sensaciones agradables. Es posible que nuestras ansias de música, poesía y otros placeres escondan un deseo de huir de la vida cotidiana, tan vertiginosa, mecanizada y utilitaria.

La música es una necesidad.
El horror, un mundo en silencio.
INGEBORG BACHMANN

Viaje al mundo del sonido

La música encierra todo un mundo de posibilidades inexploradas que iremos mostrándote en este libro. Trataremos de desarrollar tu «conciencia musical» para que aprendas a usarla con fines específicos: activar procesos de curación, aliviar estados de aflicción o, simplemente, vivir de un modo más equilibrado, más agradable y, sobre todo, más en armonía contigo mismo. A lo largo de estas páginas te invitaremos a realizar un viaje por el mundo del sonido y el ritmo. Comprobarás lo sencillo que resulta manejar la música a nuestro antojo para así beneficiarnos de sus efectos equilibrantes y curativos.

Ejercicios de sonido, voz, audición y ritmo

A través de pequeños ejercicios de sonido, voz, audición y ritmo irás adquiriendo experiencias concretas. Gracias a ellos, podrás desarrollar tu musicalidad y así alcanzar el equilibrio en la vida cotidiana, armonizar tus hemisferios cerebrales, aguzar los sentidos y mejorar tu salud física y mental. Sólo necesitas tener ganas, dedicarle algo de tiempo y abrir los oídos.

La música que necesitas

También te indicaremos qué tipo de música es la adecuada para aliviar tus molestias. Nuestras recomendaciones se orientan sobre todo hacia la música clásica de autores muy diversos (desde Bach hasta compositores contemporáneos como Arvo Part, sin olvidar a Mozart), músicas relajantes, músicas para estimular la creatividad y la imaginación y otras para aliviar el dolor o afecciones cardíacas de origen nervioso.

2

LA MÚSICA COMO MÉTODO DE CURACIÓN

En los últimos años, el interés por los medios de curación complementarios o alternativos se ha ido extendiendo rápidamente. Hace unas cuantas décadas, los enfermos se ponían en manos del médico con un temor reverencial, sin saber que los procesos de curación son, en cierta medida, responsabilidad del enfermo. Hoy en día, la situación ha mejorado notablemente. Los pacientes no sólo están más informados, sino que, por lo general, se han vuelto más conscientes y sensibles a todos los aspectos de su vida.

Tecnología y tradición

En la actualidad, los enfermos cuentan con grandes posibilidades de curación. Sólo hay que saber utilizarlas. Internet ha facilitado la comunicación entre los científicos de todo el mundo, y la investigación médica y farmacológica se ha visto enormemente beneficiada. Los avances en los tratamientos han mejorado las perspectivas de curación de enfermedades que, hasta hace tan sólo unos años, se consideraban incurables. Pero eso no es todo: gracias al poder curativo de la naturaleza, muchos pacientes han podido tomar parte en su propio proceso de recuperación. Tratamientos naturales como la hidroterapia, la terapia térmica, el uso de plantas medicinales, una alimentación consciente, masajes, métodos de relajación y terapias orientales como la acupuntura o el ayurveda, son el paso más acertado para despertar (tanto en el plano físico como en el psíquico) a nuestro «médico interior», y así agilizar la curación.

La influencia de la música sobre el cuerpo

Los estudios y experimentos más recientes han demostrado que también la música ejerce una influencia considerable sobre el cuerpo y la mente. Por supuesto, los efectos curativos del sonido y el ritmo son muy anteriores a los estudios de los psicólogos, médicos o musicoterapeutas. Ya en la antigüedad, los pueblos conocían su poder y, por todo el planeta, chamanes y sanadores utilizaban los cantos o la percusión para ahuyentar a los malos espíritus y convocar a los protectores. Y tampoco las propiedades curativas de la música son ninguna novedad: una larga tradición las avala. Pero, muy a menudo, la mentalidad analítica y racional que ha prevalecido en las últimas décadas nos ha impedido ver lo evidente.

Por supuesto, la vida humana depende de los fármacos, de las operaciones quirúrgicas o de los trasplantes de órganos. Pero no por ello hay que olvidar al hombre en su «totalidad».

 La música es el vínculo entre la vida espiritual y la sensorial.
BETTINA VON ARNIM

En el principio fue el sonido

Varios aspectos integran la salud: una alimentación natural y equilibrada, la limpieza del aire que respiramos, la armonía entre movimiento y relajación, una vida social satisfactoria y el desarrollo armónico de la personalidad. Pero también los colores, olores y, sobre todo, los sonidos son importantes para que nuestra mente participe en la curación. Ya lo dicen las acertadas palabras de la Biblia: «No sólo de pan vive el hombre...» (Deuteronomio 8, 3). Pero la frase continúa: «... sino que el hombre vive de todo lo que sale de la boca de Yahvé».

¿Y qué, sino el sonido, puede «salir de la boca de Yahvé»?

El Evangelio según San Juan comienza así: «En el principio fue el Verbo ("ho lógos"); y el Verbo era con Dios; y el Verbo era Dios» (Juan 1, 1). Curiosamente, el vocablo griego *lógos* significa también «sonido», y en el budismo tibetano se dice: «En el principio fue el OM». «OM», o también «AUM», es en Oriente el símbolo del sonido cósmico, tal vez el más importante «alimento del alma» para el hombre.

Desde luego, ni el sonido ni el ritmo podrán sustituir una operación quirúrgica. Pero para despertar la capacidad de autocuración, complementar de un modo inteligente la medicina convencional y lograr el equilibrio entre cuerpo, mente y espíritu, nada mejor y más sencillo que recurrir a la música.

> ♫ El hombre no es una máquina, y por ello espera algo más que un cierto bienestar corporal. La musicoterapia es uno de los medios a su alcance.

El «botiquín» musical

La música siempre es algo cercano. Y usarla para fines específicos es sencillo, siempre y cuando conozcamos la manera correcta de hacerlo. Este libro será tu «botiquín» musical. Como ocurre con el resto de los fármacos, el éxito de la musicoterapia depende del uso adecuado de la misma. Y en este caso, no puedes consultar a tu médico o farmacéutico.

Pero no sólo debes recurrir al «botiquín». Cuando utilices la música para aliviar el dolor, dormir mejor, recargar energías, estimular la creatividad o la imaginación o, simplemente, relajarte, no deberías olvidar volverte hacia ti mismo y escuchar tu interior.

Confía en tu intuición

Déjate guiar por la intuición, presta atención a tus reacciones y personaliza tu «musicoterapia» de manera que se adapte a tus necesidades. En última instancia, sólo una persona conoce con exactitud el camino más rápido para activar sus facultades curativas: tú mismo.

El siguiente «botiquín» te servirá de orientación y te proporcionará estímulos e impulsos que harán más sencillo tu acceso al mundo de los sonidos curativos.

La música y sus efectos

La música puede cambiar tu estado de ánimo en cuestión de décimas de segundo, conducirte a estados más elevados del alma, provocar la compasión, la alegría o el éxtasis y dinamizar tu corazón.

El sonido y el ritmo generan determinados modelos acústicos que afectan a la respiración, al ritmo cardíaco, a la tensión arterial, al tono muscular y a nuestra postura, al oído y a la piel. Los distintos «ingredientes» de la música actúan sobre todo aquello que nos conforma: sobre las células, los órganos, el ánimo... En resumen: sobre el cuerpo, el alma y el espíritu.

 La música es parte de la historia, y nuestra historia contiene enseñanzas que no pueden desligarse de ella. En la música, el hombre escucha el fluir de la sangre, la risa que se abre camino entre el dolor, el amor...
MSTISLAV ROSTROPOVITCH

Los tres efectos

En función del timbre, el ritmo, la armonía, el tempo o el tono de la música, sus efectos sobre el oyente serán calmantes, equilibrantes o vigorizantes. La música genera, sobre todo, tres tipos de efectos:

1. Vibraciones que provocan reacciones corporales.
2. Emociones capaces de alterar el estado anímico.
3. Un orden y una armonía capaces de eliminar posibles bloqueos psíquicos y así restaurar el equilibrio interior.

Armonía e inarmonía

La música es un fenómeno energético y armónico. La medicina holística considera al hombre un ser compuesto de energía y vibraciones. Si el campo de vibración es armónico, así se dejará traslucir en la salud. La enfermedad, por el contrario, indica que existen alteraciones en la armonía. La inarmonía y las disonancias son producto del pensamiento negativo, de los sentimientos desagradables y de las malas experiencias. Pero la condición original del hombre es armónica: una comunión con el Ser original.

Tener claro el objetivo de una curación integral es tan importante como aliviar nuestras dolencias con fármacos, masajes u otros medios a nuestro alcance. Curación no es sinónimo de «falta de enfermedad». También supone alcanzar un estado de salud integral y vivir en armonía con nosotros mismos y con lo que nos rodea.

La gran música que crearon compositores como Mozart, Brahms o Bach demuestra la fuerza de la armonía cósmica o, si lo prefieres, «divina». Gracias a ella, podemos entrar en contacto con realidades elevadas y así relegar a un segundo plano las preocupaciones y los problemas cotidianos.

El renacer de los sentimientos

La música siempre nos hace ser mucho más conscientes de nuestros sentimientos. Muchas enfermedades tienen un origen psíquico. Existe riesgo de enfermedad, psíquica o no, cuando no es posible expresar los sentimientos, o bien cuando se expresan de un modo insuficiente.

Gracias a la música, podrás hacer renacer tus sentimientos. Los sencillos ejercicios de sonido y ritmo que te iremos proponiendo te ayudarán a expresarte musicalmente y a acabar con tus barreras psíquicas.

Aplicaciones de la música

Los usos terapéuticos de la música son cada vez más frecuentes. En Estados Unidos, las propiedades terapéuticas del sonido se utilizan desde hace mucho en los hospitales, en las instituciones mentales y en los sanatorios para acelerar los procesos curativos.

Las investigaciones más recientes hacen hincapié en los efectos positivos de la música, y han provocado que, también en Europa, ésta se «administre» cada vez más en consultas médicas y hospitales para aliviar el dolor, tranquilizar al paciente, liberar tensiones o combatir el estrés. E incluso las comadronas utilizan el efecto relajante de la música con objeto de facilitar el parto.

Y, por supuesto, la música es también la base de la musicoterapia. La musicoterapia comenzó a emplearse en el tratamiento de niños con trastornos del comportamiento. Gracias a ella, estos niños aprenden a expresar sus sentimientos a través del sonido y el ritmo.

Con el tiempo, han llegado a diferenciarse tres métodos fundamentales:

- Musicoterapia funcional
- Musicoterapia receptiva
- Musicoterapia activa

Musicoterapia funcional

En el caso de la musicoterapia funcional, las propiedades de la música se utilizan para aumentar el bienestar físico y psíquico. La utilidad medicinal de la música está científicamente avalada.

La música puede emplearse para reducir la frecuencia cardíaca, el nivel de hormonas de estrés o disminuir la sensibilidad al dolor. Si hablamos de aplicaciones clínicas, son conocidos sus efectos anestésicos, pero también ha comenzado a utilizarse en el tratamiento de pacientes con dolor.

La musicoterapia funcional es, además, una rama de la psicoterapia. Puede emplearse en grupo o en sesiones individuales. El terapeuta canta o interpreta música con sus pacientes, para así mejorar su labor de comunicación terapéutica.

La musicoterapia funcional se usa en clínicas especializadas en afecciones psicosomáticas, en geriatría y en los balnearios, como complemento de las terapias físicas o verbales.

- Los ejercicios rítmicos aumentan la capacidad de expresión de las personas con trastornos del lenguaje.
- La percusión es muy útil en el tratamiento de jóvenes agresivos o hiperactivos.
- Los pacientes con dolencias cardíacas o circulatorias aprenden a expresarse musicalmente, para así reducir el estrés.

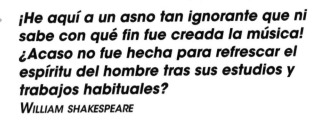

¡He aquí a un asno tan ignorante que ni sabe con qué fin fue creada la música! ¿Acaso no fue hecha para refrescar el espíritu del hombre tras sus estudios y trabajos habituales?
WILLIAM SHAKESPEARE

Musicoterapia receptiva

Las bases de la musicoterapia receptiva son la escucha y la audición. Las terapias musicales receptivas son, en esencia, terapias sonoras. En otras palabras: aprovechan el poder emotivo y curativo del sonido. Los instrumentos acústicos como el gong, los cuencos tibetanos, los tambores o el didjeridu son el fundamento de estas terapias, cada vez más presentes en cursos y seminarios de autodescubrimiento.

Musicoterapia activa

En la musicoterapia activa, el paciente participa en el acto de hacer música e improvisa, ya sea con instrumentos o con la propia voz. Las terapias musicales activas se fundamentan en ciertas teorías psicológicas y en determinados estereotipos sociales, y su orientación puede ser tanto artística como pedagógica. La musicoterapia activa tiene varias ramificaciones, entre ellas la musicoterapia antroposófica, basada en la filosofía de Rudolf Steiner, o el método Orff, que se centra en la estimulación temprana y en el tratamiento de niños con trastornos del comportamiento.

Musicoterapia privada

Por supuesto, los usos de la música no están restringidos al ámbito terapéutico. Cualquiera puede beneficiarse de los efectos curativos del sonido y el ritmo. Sólo en casos complicados es recomendable recurrir a un terapeuta. Para muchas personas, la música es una forma de terapia privada, aunque pocas son conscientes de ello.

¡Y todas estas propiedades del sonido están también a tu alcance! Podrás usar la música como si de un masaje del alma se tratase, para, por ejemplo, relajarte después de un duro día de trabajo. La música te ayudará a mantenerte sano o a aliviar o curar tus dolencias (¡y sin efectos secundarios!). Y si lo que buscas es desarrollar tu personalidad de una manera armónica, la «musicoterapia privada» sigue siendo el medio adecuado.

Posibles aplicaciones de la música

- La música alivia el dolor y tiene efectos antiespasmódicos.
- Armoniza el ritmo cardíaco y la circulación y normaliza la tensión arterial.
- Refuerza el sistema inmune y estimula la curación de enfermedades graves.
- Equilibra el ritmo respiratorio y alivia los procesos asmáticos.
- Calma los impulsos cerebrales, nos lleva a estados de relajación profunda y ayuda a reducir el estrés.
- Incrementa la producción de endorfinas y estimula la felicidad.
- De manera indirecta (a través del nervio auditivo y de la médula espinal), armoniza el tono muscular y la postura.
- Sirve de estímulo al cerebro y retarda la decadencia intelectual (incluso han llegado a observarse mejorías en enfermos de Alzheimer).
- Aumenta la capacidad de concentración y el rendimiento.
- Mejora el estado de ánimo y permite combatir el nerviosismo, los miedos, el mal humor, la irritación o la depresión.

▶ Amplía nuestros horizontes y logra una conexión con la energía vital del Cosmos.

▶ Renueva nuestras energías y acaba con el agotamiento y la indolencia.

▶ Aumenta la resistencia en el deporte.

▶ Incrementa nuestra capacidad de disfrute y nos llena de magia y de poesía.

▶ Enriquece las relaciones humanas.

▶ Nos permite entrar en contacto con nuestros sentimientos y expresar emociones.

▶ Ayuda a olvidar preocupaciones y problemas.

▶ Transmite seguridad y bienestar.

♫ La música mueve montañas: en Jericó, el sonido de los cuernos de carnero logró derribar los muros de la ciudad. Pero abstente de utilizarla para tan destructivos fines. Hay muchas y mejores maneras de aplicarla.

Recomendaciones de uso

Huelga decir que la música no puede administrarse como un fármaco. Es importante encontrar el modo adecuado de integrarla en tu curación. En primer lugar, hay que aprender a ser conscientes de ella. Si quieres aprovechar sus efectos curativos, no bastará que la uses como un mero entretenimiento: escucharla tendrá que ser algo más que un pasatiempo.

♫ A lo largo de estas páginas iremos dándote consejos para que escuches la música que necesitas. Consulta los capítulos «El poder curativo de la música clásica» y «Música para curar y prevenir».

Superar el efecto saciante

Hay algo fundamental: evitar el bombardeo musical indiscriminado. Cuando escuchamos música de manera más o menos inconsciente, experimentamos un efecto saciante similar al que conseguimos con la comida. Cuando queremos llenarnos el estómago y saciarnos, la urgencia nos lleva a conformarnos con la comida rápida. Pero si queremos beneficiarnos de los efectos curativos de un determinado alimento, tendremos que prestar atención a sus vitaminas y minerales y comprobar que carece de sustancias nocivas.

Músicas digestivas e indigestas

Así como existen dietas más y menos saludables, hay músicas beneficiosas y perjudiciales. Los usos de la música en la curación son, básicamente, dos: por un lado, la audición consciente; por otro, el uso activo de la música.

- Aprenderás a ser consciente de lo que escuchas y a asimilar la música en tu interior para así optimizar los resultados. Irás mejorando con nuestros ejercicios de audición.

Usos activos y usos pasivos

Cada persona tiende a utilizar la música de un modo: la escuchará antes o después de las comidas, una o varias veces al día, de forma activa (detenidamente) o pasiva (como entretenimiento)... Es muy importante que prestes atención a tus experiencias y reacciones, averigua qué te sienta bien y confía en tu instinto.

Efectos secundarios

Si sigues los consejos de sonido, canto y ritmo que se indican, puedes olvidarte de los efectos secundarios. Pero pueden surgir problemas si te limitas a «consumir» música de manera superficial (algo que, hoy en día, es absolutamente habitual).

Contaminación musical

La contaminación musical está muy extendida: en la radio y la televisión, en nuestro equipo de música, en el cine, en Internet o en un concierto, el oyente de nuestros días tiene acceso a una cantidad de música ingente.

Casi a todas horas y en todas partes podemos elegir entre un sinfín de músicas: música ligera, de baile, relajante, rock, pop, jazz, heavy metal, punk, tecno...

Ni siquiera los amantes de lo clásico escapan de la molesta tarea de elegir: ¿operetas, óperas, sinfonías? El concierto ideal es una mezcla de estilos para agradar a todos: barroco, clásico, romántico, impresionista y contemporáneo. Y, por supuesto, aún queda decidir si preferimos una orquesta, la música de cámara o los recitales, o el directo de una sala de conciertos al sofá del salón.

Y no sólo eso. Hoy en día, la música aparece también en lugares en los que no esperamos ni queremos oírla: en los supermercados, en los gimnasios o en los aeropuertos. En los centros comerciales e hipermercados la música es un soniquete continuo que pretende estimular el consumismo.

> ♫ En muchas ciudades, la música está presente en lugares como el metro o las estaciones de tren (a menudo, en forma de música barroca).

Música funcional

Cada empresa tiene su propio bombardeo acústico. Y no sólo se trata de las grandes superficies, sino también de oficinas, gabinetes de empresa y consultas médicas. Esta música «funcional» se utiliza de un modo consciente para alterar nuestros estados de ánimo y así aumentar el rendimiento de los trabajadores, estimular el consumismo o hacer más llevadero el tiempo que pasamos en la sala de espera.

«Por un puñado de notas...»

La música, además, desempeña un papel importante en las películas. Gracias a ella, el espectador asocia las imágenes de la pantalla a los sentimientos que les corresponden.

Los grandes compositores de bandas sonoras, como Ennio Morricone, Max Steiner o Wolfgang Korngold, han logrado cautivar a millones de espectadores.

Luchar contra el bombardeo

Aunque el uso diario de la música puede ser beneficioso, en ocasiones es también cuestionable e incluso perjudicial. Después de todo, la omnipresencia de la música suele reducirla a la categoría de sonido de fondo. Es evidente que, en más o menos tiempo, el bombardeo musical provoca un embotamiento del oído y de la receptividad. Cuando sólo percibimos la música de forma subliminal, inconsciente, renunciamos a sus efectos positivos sobre el cuerpo y el alma.

Puede hablarse de efectos secundarios de la música cuando la escucha inteligente, consciente y receptiva se ve mermada o imposibilitada por el ruido que nos rodea.

3

EL PODER DE LA MÚSICA

Debido a que, en nuestra vida cotidiana, la música es un bien de consumo habitual, sus efectos suelen subestimarse. Parece que la música no es gran cosa. Pero las apariencias engañan: en realidad, se trata de un fenómeno fascinante. La magia de sus tonos es innegable e incluso logra cautivar a quienes carecen de sentido musical. Al parecer, el amor por la música es algo innato. Así como los rayos solares y las caricias transmiten calor y seguridad, la música es capaz de conmover el alma humana.

La música marca nuestras vidas

En la juventud o en la vejez, más cerca o más lejos, la música marca la vida de las personas. Los bebés duermen mejor al oír el arrullo tranquilizador de su madre. Los niños pequeños se mueven, saltan y bailan cuando escuchan canciones rítmicas.

Desde los albores de la humanidad, africanos e hindúes han utilizado enérgicos ritmos de percusión para aliviar la fatiga durante el trabajo. En los templos hinduistas o budistas y en los monasterios cristianos, los monjes cantan textos sagrados para orar o meditar. En los conciertos benéficos, las estrellas del pop se reúnen para luchar contra el sida o contra el hambre en el mundo. Las formas primitivas de armonía, melodías pegadizas y textos sentimentales de los grandes éxitos conducen al oyente a estados de ánimo nostálgicos que le permiten evadirse de sus preocupaciones.

Los ritmos marcados y terrenales de la música son capaces de provocar estados de ánimo muy intensos. Los percusionistas africanos consiguen, literalmente, «levantar al público de la silla» e inducir estados de trance. Y, en los servicios religiosos de las iglesias estadounidenses, los coros de gospel se encargan de despertar sentimientos de hermandad y felicidad entre los miembros de la comunidad.

 La música constituye una revelación más alta que ninguna filosofía.
Ludwig van Beethoven

Fuerzas positivas y negativas

Pero la música no sólo tiene efectos positivos. Cuando despierta ideas negativas, ejerce una manipulación perjudicial. En las décadas de 1930 y 1940, los nazis se valieron del patetismo de las marchas militares, que causaron tanto daño como los discursos de Adolf Hitler. Durante siglos, el ritmo sencillo, acompasado y animoso de la música marcial ha acompañado a los soldados en la guerra y ha despertado en ellos sentimientos heroicos.

Algunos estilos, como el heavy metal o el llamado gangsta-rap, potencian la agresividad al combinar un sonido muy duro con letras que exaltan la violencia.

Estudios realizados en Estados Unidos han demostrado que las personas violentas escuchan con relativa frecuencia músicas que fomentan la agresividad.

Esto no quiere decir que debamos precipitamos en nuestras conclusiones y relacionar determinados hábitos de escucha con otros de comportamiento, pero está claro que cada estilo musical representa, además, un estilo de vida. Nuestros gustos musicales no sólo dependen de la educación que nos han dado nuestros padres, sino también del sentimiento de pertenencia a un grupo social determinado. La música que escuchamos es parte de nuestra filosofía de vida y dice mucho sobre nosotros.

¿Qué sentido tiene la música?

Antes de que empieces a utilizar la música para mejorar tu estado de ánimo, tu bienestar o tu salud, deberías pensar qué relación tienes con ella y qué significa para ti.

Para Richard Wagner, la música era «el idioma universal». Wolfgang Amadeus Mozart y Richard Strauss la consideraban inspiración divina. Pero la música tiene otros muchos sentidos y significados.

Hay personas para las que la música no es más que un «agradable sonido de fondo», mientras que otras la consideran un «camino hacia nosotros mismos». Unas y otras la vivirán de distinta manera.

Pero ¿qué significa la música para ti? ¿Qué incidencia tiene en tu vida? ¿Qué esperas de ella?

Friedrich Nietzsche tenía sus propias ideas cuando escribió: «¿Qué es lo que yo quiero propiamente de la música? Que sea clara y profunda, como un mediodía de octubre. Que sea peculiar, desenvuelta, tierna, una dulce mujercita de gracia y de perfidia».

♫ Ninguna definición abarca la música en su totalidad. Cada persona la define a su modo y establece su particular relación con ella.

MÚSICA ES...

Hay diferentes maneras de describir la música. A continuación te presentamos algunas de ellas. ¿Coincide alguna con la tuya? Música es...

...una agradable distracción.

...una posibilidad de ahondar en nuestros sentimientos.

...una posibilidad de expresar nuestros sentimientos.

...un método terapéutico fácil y natural.

...un remedio para el insomnio.

...un estimulante.

...alimento para el alma.

...un camino hacia nuestro interior.

...expresión del goce de vivir.

...un medio de inspiración y motivación.

...consuelo en los momentos difíciles.

...un camino hacia la armonía y el crecimiento interior.

...un modo de llenar de magia nuestra vida.

Ponte a prueba

Si te tomas unos minutos y respondes las preguntas del test que encontrarás en las páginas 34-35, averiguarás qué peso tiene la música en tu vida, cuáles son tus hábitos de escucha, si la música es para ti algo cotidiano y, en caso de que lo sea, de qué manera.

Cuando hayas reflexionado sobre estas preguntas, te será fácil decidir a qué grupo de oyentes perteneces:

- El oyente por placer
- El oyente utilitario
- El oyente activo
- El oyente pasivo

♫ En 1989, el Instituto de Estudios Culturales alemán (IFAK) realizó una encuesta sobre hábitos de escucha en la que participaron 1.000 personas. El 79 % de los encuestados respondió que la música era para ellos muy importante o bastante importante, y un porcentaje similar declaró que escuchaba música en el trabajo, para estudiar o en el transcurso de otras actividades cotidianas. Más de la mitad de los encuestados afirmó que la música le servía para relajarse, y un 20%, que la utilizaba para recargar energías.

Los cuatro tipos de oyente

El oyente por placer

El oyente por placer disfruta de la música de un modo totalmente consciente. Su relación con la música es análoga a la de un gourmet con la comida. La música es un fin en sí misma, no un medio para lograr objetivos. Esta categoría de oyentes se subdivide en dos:

● El oyente intelectual, que conoce los distintos estilos, sabe cómo se suceden en el tiempo y se deleita en las sutilezas de una composición.

● El oyente emocional, para quien la estructura externa de una obra no es tan importante como los sentimientos que contiene y que le transportan a otros mundos.

El oyente utilitario

El oyente utilitario orienta la música hacia fines muy determinados y se sirve de las múltiples posibilidades que ofrece para cambiar los estados de ánimo y la salud. La utiliza para bailar, relajarse, meditar, amenizar encuentros románticos... Por supuesto, el oyente utilitario también disfruta de la música, ya que el placer es, al fin y al cabo, uno de sus objetivos más importantes.

El oyente activo

Para el oyente activo, la música es parte esencial de la vida y de sí mismo. El oyente activo es músico: no necesariamente alguien con formación musical, pero sí alguien que lleva dentro la música y la considera algo más que un estímulo externo. La escucha dentro de sí mismo, sin necesidad de radio, equipos musicales, conciertos o instrumentos. Los oyentes activos cantan en la ducha, sueñan con música de fondo y recuerdan infinidad de melodías, desde las canciones de su infancia hasta los éxitos del momento. No pueden evitarlo, porque la música es parte de su naturaleza.

El oyente pasivo

Para el oyente pasivo, la música es un bien de consumo al que se ha acostumbrado tanto, que apenas puede soportar el silencio. La música le acompaña en el trabajo, en su tiempo libre, cuando va de compras o en el coche. En su casa siempre hay música de fondo: su equipo de música está siempre encendido, aunque a veces lo sustituye por alguna cadena de música televisiva.

Por regla general, el oyente pasivo no es consciente de lo que escucha y no percibe los detalles. El volumen le es indiferente. Cuando va de compras, se siente a gusto con los tonos suaves del hilo musical, pero en la discoteca soportará niveles ensordecedores.

PEQUEÑO TEST PERSONAL

Las siguientes preguntas te ayudarán a averiguar a qué tipo de oyente perteneces: oyente por placer, utilitario, activo o pasivo.

- ¿Sueles utilizar ciertas canciones u obras musicales para cambiar tu estado de ánimo?
- ¿Qué música te ayuda a relajarte y cuál te transmite más energía?
- ¿Qué tipo de música escuchas por la mañana, para empezar el día?
- ¿Pones música en las situaciones románticas?
- ¿Qué sientes al escuchar en la radio una canción que te recuerda a tu primer amor?
- ¿Cuáles son tus canciones favoritas? ¿Te traen recuerdos de algún momento de tu vida? ¿Hay alguna canción que haya marcado un período de tu vida?
- ¿Qué canciones de tu infancia eres capaz de recordar?
- ¿Has utilizado la música en el trabajo o mientras practicas deporte? ¿Llevas el mp3 cuando sales a correr?

> ¿Escuchas música en el coche cuando vas de viaje? ¿Asocias los recuerdos de un viaje a la música que escuchabas entonces?

> ¿Te gusta bailar? Y si es así, ¿qué tipo de música prefieres para hacerlo? ¿Te gustan los valses o el tango, o quizá la rumba y la samba? ¿Sueles ir a bailar salsa o prefieres bailar a tu aire en fiestas o discotecas? ¿Qué importancia tiene la música mientras bailas?

> ¿Sabes tocar algún instrumento? ¿Cantas en algún grupo o coro musical?

> ¿Cantas en la ducha, chasqueas los dedos al ritmo de la música o tarareas pequeñas melodías cuando sales a pasear?

> ¿Alguna vez te has visto transportado a otros mundos a través de la música? ¿Has alcanzado el trance bailando ciertos ritmos? ¿Te ha sentido totalmente inmerso en las notas de una sinfonía de Brahms o de Mozart?

> ¿Has utilizado la música para calmar a tus hijos o para ayudarlos a dormir?

 Si eres un oyente pasivo, deberías empezar a realizar ejercicios de audición.

El oyente pasivo, el más perjudicado

Como el oyente pasivo no es consciente de lo que escucha, la mayoría de los efectos positivos de la música no están a su alcance, se presta a influencias negativas y es fácil de manipular. En las grandes superficies, responde mejor que nadie a los sonidos que pretenden estimular su consumismo. El oyente pasivo saldrá muy beneficiado de la lectura de este libro, que le descubrirá un mundo completamente nuevo. Y tendría que empezar por descubrir el silencio.

El uso diario de la música

Existen muchas maneras de emplear la música en nuestra vida cotidiana, y ya hemos nombrado las distintas formas de escucharla. Con seguridad, ya la habrás utilizado para sentirte mejor. Pero, gracias a este libro, podrás hacerlo con fines mucho más específicos y de un modo más efectivo. Para ello, no es necesario saber tocar ningún instrumento ni ser especialmente «musical». ¿Recuerdas la frase de Richard Wagner «La música es el idioma universal»? Cualquiera puede comprenderla y utilizarla.

 La música es el idioma universal.
RICHARD WAGNER

La «música curativa» a lo largo de la historia

Los efectos de la música en las personas no son, ni mucho menos, un descubrimiento reciente. Desde hace miles de años, las distintas culturas han utilizado la música para elevar el alma y sanar el cuerpo. Los efectos del sonido en las personas son ajenos a épocas y culturas. Desde siempre, las madres han cantado a sus hijos para que se adormezcan.

Desde tiempos inmemoriales

Los tambores y las flautas, unos de los instrumentos más antiguos de la humanidad, ya se utilizaban en la Edad de Piedra para atemorizar al enemigo o sanar a los miembros enfermos de la familia. Más allá de las fronteras de Europa, la música se ha empleado en África, la India o Australia como un medio de comunicación con los ancestros, para alabar a los dioses, incitar al combate y, por supuesto; curar a los enfermos.

Pero, aunque el poder de los sonidos fuese tan evidente en la Antigüedad, hoy ha dejado de comprenderse. Las distintas maneras de utilizar la música ya eran conocidas en la antigua China, donde, según la ocasión, se escuchaban melodías guerreras o curativas. Pero incluso antes, los egipcios sanaban con sus arpas de arco y flautas dobles. Los primeros testimonios escritos se encuentran en las tablillas cuneiformes asirias, cuya antigüedad supera los 4.000 años, en las que ya se menciona el poder del sonido para combatir a los demonios malignos.

«Conciertos de sanación» védicos

Las propiedades de la música son también una de las bases de la medicina tradicional hindú, cuyo origen se remonta a los Vedas, escritos hace más de 3.500 años. En un principio, la música védica se utilizaba para armonizar la circulación, la digestión y la respiración y hacer fluir la energía vital. Todavía hoy, existen en Nepal algunos templos consagrados a los dioses de la música, capaces de despertar el orden armónico en la música, y, en ciertas festividades, músicos formados para la ocasión tocan músicas curativas. Estos «conciertos de sanación» pretenden fortalecer la salud del oyente y aumentar su bienestar.

> ♫ Los Vedas (la ciencia védica), obras cumbre del hinduismo, datan del año 1500 a. C. y, según la tradición, fueron dictados por el dios Brahma. Entre las diversas ciencias que contienen se encuentra el ayurveda, la antigua doctrina médica hindú.

Educación musical con fines curativos

Los antiguos griegos consideraban la música como una de las principales formas de educación y creían que el ritmo y el tono eran los mejores medios para conmover el alma humana. La medicina griega se servía de los cantos curativos para edificar el ánimo, y Asclepio, dios griego de la medicina, recomendaba hacer música para vencer las pasiones. Su bastón (el bastón de Esculapio), en torno al que se enrosca una serpiente, se utiliza aún hoy como símbolo de la medicina.

La música de las esferas

Hace más de 2.500 años, el filósofo griego Pitágoras ya utilizaba ciertas escalas y acordes para lograr el equilibrio mental. Pitágoras recetaba a sus alumnos determinadas melodías para armonizar estados de ánimo negativos o para aliviar las preocupaciones, el desánimo, la furia o la exaltación de los afectos. Los pitagóricos fueron los primeros en considerar que la Tierra era una esfera y creían, además, que los planetas y las estrellas estaban separados por intervalos y que el movimiento planetario originaba la llamada «música de las esferas».

También Platón y Aristóteles conocían las propiedades terapéuticas de la música. El primero creía que, en el hombre, el orden y la armonía podían restaurarse a través de elementos musicales como el ritmo y la melodía. También fue él quien acuñó la distinción entre música cósmica (la que es propia de los sonidos de la naturaleza) y *musica instrumentalis* (la creada por el hombre). Aristóteles, otro de los grandes filósofos de la Antigüedad, no tardó en descubrir que las melodías y los ritmos de la flauta fortalecían el cuerpo, la mente y el espíritu.

♫ No sólo los filósofos de la Antigüedad estudiaron los efectos del sonido. A principios del siglo XVIII, el filósofo alemán Gottfried Wilhelm Leibniz analizó en su obra *La música como medicina* cómo incrementa la música la energía vital de los enfermos.

Como dice la Biblia

No sólo los filósofos han relacionado música y armonía. También la religión ha hecho referencia a su poder curativo. En la Biblia ya aparecen textos que hablan de experiencias con la «música curativa».

En el primer libro de Samuel, cuando un espíritu maligno invade al rey Saúl, se dice: «Y el espíritu de Yahvé se apartó de Saúl y le invadió de repente un mal espíritu de Yahvé». (En el trasfondo del texto puede leerse: como Saúl había perdido el poder que Dios le había concedido, padecía una dolencia psíquica.) «Dijeron los servidores de Saúl: He aquí que te ha invadido un mal espíritu de Dios. Mande nuestro señor a sus siervos que estarán delante de él que busquen un hombre que sepa tocar el kinnor y cuando esté sobre ti el mal espíritu de Dios que toque con su mano y te irá bien» (Samuel 16, 14-16). A continuación, el rey Saúl ordenó a sus siervos que hallasen un hombre «que fuese bueno para tocar». Y encontraron a David, hijo de Isaías, que acudió al encuentro del rey: «Cuando estaba el mal espíritu de Dios sobre Saúl, tomaba David el kinnor y lo tocaba con su mano, y Saúl se calmaba, se encontraba bien, y huía de él el espíritu malo» (Samuel 16, 23).

Composiciones para el «entretenimiento y placer»

En tiempos del Antiguo Testamento, la «musicoterapia» era un medio conocido para aliviar dolencias físicas o situaciones psíquicas difíciles. Pero también mucho más tarde, hace sólo algunos siglos, los médicos eran a menudo músicos, y los músicos, médicos.

Compositores como Mozart o Handel escribían «música curativa» por encargo, a menudo con éxito. Lo hacían para personas que, por ejemplo, sufrían de jaqueca crónica o de melancolía. En 1740, Bach compuso sus *Variaciones Goldberg,* en cuya edición original figuraba el subtítulo: «A los amantes de la música, para su entretenimiento y placer».

Se cree que Bach compuso la obra, que consta de treinta variaciones sobre un aria, a solicitud del conde Keyserlingk de Dresde. Éste, insomne crónico, pedía a menudo que sus clavecinistas particulares se las tocasen y, gracias a ellas, encontraba el reposo y el equilibrio.

En Francia, unos cien años más tarde (hasta mediados del siglo XIX), la música se utilizaba dentro del ámbito de la psiquiatría para tratar a enfermos mentales.

¿En qué punto nos encontramos hoy?

Al igual que la naturoterapia, la terapia musical lleva mucho tiempo olvidada. En los últimos años, la ciencia se ha centrado en lo técnicamente realizable y en los tratamientos farmacológicos. Son muy pocos los médicos que, pese a las exigencias de su profesión, dedican tiempo a la música y la utilizan en la consulta (aunque volver a la Edad Media no sea algo deseable, sí envidiamos algunos de sus hábitos, ya que al menos los médicos tenían que completar una formación musical). Sin embargo, el futuro es esperanzador: gracias a los hallazgos de los científicos más abiertos y al deseo de los pacientes de disponer de terapias más suaves e integrales, poco a poco la música va abriéndose camino hacia el lugar que le pertenece: no sólo la sala de conciertos, sino también la cama del enfermo.

Compositores, creadores de sonidos, médicos y psicólogos han colaborado en la creación de músicas para, por ejemplo, combatir enfermedades como los acúfenos o dolencias cardíacas de origen nervioso.

4

EFECTOS TERAPÉUTICOS DE LA MÚSICA

La humanidad siempre ha conocido los efectos del sonido en el cuerpo y la mente. Algunas culturas llegaron a interpretar el Universo como un fenómeno sonoro y a situar el sonido en el origen de la Creación. Dos factores hicieron posible que nuestros ancestros utilizasen la música con fines terapéuticos: la intuición y la experiencia. Los hombres primitivos confiaban en su instinto interno y transmitían sus experiencias a las generaciones futuras. Hoy, gracias a la ciencia, tenemos la suerte de poder verificar el conocimiento subjetivo, resultado de la experiencia, de una manera objetiva.

La música siempre me salva...
THOMAS BERNHARD

Reacciones mesurables

Numerosos estudios y experimentos clínicos han situado el poder curativo de la música bajo un nuevo prisma. Se ha constatado que el sonido y el ritmo afectan, por ejemplo, al ritmo respiratorio: las piezas rápidas lo hacen más vivo y ligero; las lentas, más lento y profundo.

También el ritmo cardíaco es muy sensible a la música, y más especialmente al ritmo. Según sea el tempo de una pieza musical, el ritmo cardíaco se calmará o se acelerará.

En el caso de los aficionados al tecno, la frecuencia cardíaca sobrepasa los niveles normales, mientras que la música para la meditación consigue debilitarla.

Afortunadamente, estos cambios se desarrollan dentro de ciertos límites, o los servicios de urgencias estarían llenos de aficionados a la música.

No obstante, las alteraciones rítmicas sí tienen, por pequeñas que sean, efectos perceptibles. Por eso las fiestas tecno tienen tantos seguidores.

Además de alterar el ritmo cardíaco y respiratorio, la música afecta indirectamente a la tensión arterial. Si se usan los ritmos adecuados, también ésta puede equilibrarse.

Cómo afecta la música al cerebro

Los científicos también han descubierto que la música afecta a la actividad cerebral. Escuchar y tocar piezas tranquilas calma los impulsos cerebrales. Parece que la música es, además, un método ideal para armonizar los dos hemisferios cerebrales, y que unos cuantos minutos de escucha o el uso de sencillos ejercicios musicales aumentan la concentración y estimulan la creatividad.

> ♫ Tocar un instrumento diariamente proporciona perseverancia y disciplina. Los ejercicios de dedos son los que más aumentan la capacidad de rendimiento cerebral.

La música como ejercicio

Tampoco hay que olvidar que la vibración y el sonido actúan sobre el nervio auditivo, el sistema nervioso, la musculatura y el tono muscular. Sorprendentemente, la simple escucha favorece la postura corporal, la flexibilidad y la coordinación.

Ejemplos concretos

A continuación presentamos algunos ejemplos de los diferentes usos de la música, con los que se demuestran los efectos del sonido y el ritmo sobre el cuerpo, la mente y el espíritu.

La música y el miedo a volar

Son muchas las personas que tienen miedo a volar. Se ha comprobado que, tras el aterrizaje, estos pasajeros tardan bastante en deshacerse del estrés y la tensión muscular que han acumulado. Por ello, la mayor parte de las líneas aéreas ponen música relajante y tranquilizadora al llegar a tierra. De este modo, contribuyen a restaurar el bienestar de los pasajeros en el menor tiempo posible.

La música en las grandes superficies

Durante la década de 1980 y 1990, los hipermercados y supermercados alemanes que introdujeron música ambiental relajante aumentaron sensiblemente su volumen de ventas. Al parecer, el bombardeo musical agudiza el consumismo, probablemente debido a que, cuanto más relajado está el cliente, menor es su umbral de inhibición.

La música en los espacios públicos

En la ciudad canadiense de Edmonton se llevó a cabo un experimento muy interesante: en las plazas de las zonas peatonales se colocaron altavoces que emitían cuartetos de cuerda de Mozart. La densidad de peatones de la zona descendió en muy poco tiempo, y además, se apreció un descenso del tráfico de drogas.

Como parte de un programa cultural, las estaciones de metro de Múnich emitieron música clásica durante un tiempo. Se comprobó que la gente sonreía y hablaba más (la música servía, además, como nuevo tema de conversación). El ambiente era, en fin, más agradable.

La música como analgésico

La música se utiliza cada vez más en el tratamiento del dolor, no sólo en Estados Unidos, sino también en otros países. En Alemania, el doctor Ralph Spingte, presidente de la Sociedad Internacional de Música Medicinal (ISMM) y anestesista en el hospital deportivo de Hellersen, ha utilizado clínicamente diferentes programas musicales. Los pacientes a los que se «administró» música mediante auriculares necesitaron una dosis menor de analgésicos. Se comprobó, además, que determinados tipos de música contribuyen a bajar la tensión arterial y armonizar el ritmo cardíaco.

¿MIEDO AL DENTISTA?

También los dentistas se sirven cada vez más de los efectos calmantes de la música. Cuando los pacientes escuchan música con auriculares, el desagradable ruido del torno queda en un segundo plano, y el umbral de resistencia al dolor aumenta sensiblemente.

La música en las unidades de cuidados intensivos

En ciertas clínicas de Estados Unidos, los pacientes internados en cuidados intensivos fueron tratados con sonidos relajantes. Según el doctor Raymond Bahr, director de la unidad de cardiología del hospital St. Agnes de Baltimore (Maryland), la escucha diaria de determinadas piezas musicales puede llegar a reducir la dosis de valium: media hora de música tiene el mismo efecto que diez miligramos de valium.

La música y los bebés prematuros

Los resultados de las investigaciones de la doctora Monika Nöcker-Ribaupierre, que ella misma presentó en Alemania, revelan que los bebés prematuros son sensibles a la voz de la madre. Los niños que nacen a los seis meses y medio de embarazo tienen que permanecer mucho tiempo en la incubadora. Durante ese período, no pueden exponerse a ningún contacto físico para evitar infecciones. Pero la voz de la madre contribuye a salvar estos obstáculos. En un principio, su sonido calma al bebé; más tarde, despierta su atención. La voz permite, además, que madre e hijo se comuniquen, y la melodía y el ritmo fortalecen los vínculos entre ambos y transmiten al niño calor y seguridad.

La música en el trabajo

En su libro *El cuerpo no miente,* el médico e investigador John Diamond comenta cómo la música clásica puede aumentar la motivación en el trabajo: «En una fábrica en la que se producían aparatos electrónicos muy sensibles, un trabajo para el cual se necesita mucha concentración y lucidez, solía ponerse música sin cesar (sobre todo rock). Tras oír el consejo de los expertos, la administración decidió cambiar el tipo de música, y comprobó con agrado que la productividad aumentaba y los trabajadores cometían menos errores, aunque se mostrasen insatisfechos porque no se respetasen sus gustos musicales».

La música y el aprendizaje acelerado

Georgi Lozanov es el fundador del método de aprendizaje acelerado (también conocido como «sugestopedia»), que utiliza la música clásica como estímulo cognitivo.

Según este método, el tempo de las piezas es de gran importancia, y el ideal es de sesenta pulsaciones por minuto. Aunque la música sólo se percibe a nivel subliminal, mejora sustancialmente el proceso de aprendizaje.

El aprendizaje acelerado es un método de estudio no estresante que se sirve de elementos como el juego, las técnicas teatrales y, sobre todo, la música. Algunos de sus ejercicios permiten incluso aprender idiomas.

Pero aún hay más efectos terapéuticos: el aprendizaje acelerado también ayuda a superar los miedos, la timidez y las inhibiciones y favorece la creatividad.

La música en la psicoterapia

La doctora Stephanie Merritt, psicoterapeuta y directora del Centro de Música e Imagen de California del Sur, ha difundido los usos curativos de la música en los seminarios en los que ha participado por todo el mundo. El método que utiliza es el llamado «ensoñación dirigida» (GIM), diseñado por la estadounidense Helen Bonny.

El GIM combina las propiedades del sonido con un uso dirigido de la imaginación capaz de generar imágenes interiores. Se ha utilizado, por ejemplo, en el tratamiento de pacientes psíquicamente inestables o drogodependientes del centro psiquiátrico de Maryland, pero también es eficaz en pacientes con otro tipo de dolencias. En todo el mundo, los terapeutas que lo utilizan están obteniendo resultados muy prometedores.

♫ Otro sistema terapéutico es la llamada «vivencia catatímica de imágenes». El paciente se concentra en la visualización de un tema, y la música se utiliza para culminar el proceso.

La musicoterapia según Tomatis

El médico y científico francés Alfred Tomatis ha dedicado su vida al estudio del oído. Tanto en su instituto parisino como en los llamados centros Tomatis, más de 100.000 personas reciben tratamiento para sus trastornos de audición, problemas psíquicos o dolencias cerebrales. Entre otras cosas, Tomatis ha demostrado que el autismo y los trastornos del habla tienen su origen en los traumas prenatales, y que, a partir de la cuarta semana de embarazo (momento en el que se desarrolla el oído humano), el feto ya se comunica con el mundo exterior a través del oído. Antes de nacer, los niños ya pueden percibir numerosos sonidos: los latidos del corazón, la respiración y (no lo olvidemos) la voz de la madre.

El método Tomatis se utiliza mucho en diversas partes del mundo para mejorar el aprendizaje y la capacidad de comunicación y aumentar la concentración y la motivación.

Tomatis considera que la música sirve tanto para relajar como para estimular. En su aplicación para el tratamiento de niños con trastornos del lenguaje, el método Tomatis goza de reconocimiento internacional. Pero eso no es todo: en algunos colegios de Estados Unidos, su uso se ha generalizado como una forma de desarrollar los talentos ocultos del alumno.

La música en el tratamiento de los acúfenos

El número de personas que padecen trastornos del oído es cada vez mayor. Los datos más recientes confirman que, en países como Alemania, hay unos ocho millones de personas que padecen acúfenos (zumbidos constantes en el oído). Los acúfenos se deben a un mal funcionamiento de la cóclea, una parte del oído interno, pero también están ligados a trastornos de origen cerebral que afectan al procesamiento de datos. Por ese motivo, los afectados responden especialmente bien a la combinación de psicoterapia y entrenamiento que se apoya en la música y el sonido.

Como es bien sabido, cada uno oye sólo lo que quiere oír. Por eso la escucha activa es también un aprendizaje. Aquí hablaremos de la musicoterapia aplicada a los acúfenos. Desviaremos la atención acústica y corregiremos posibles errores en los modelos de escucha. Al enfatizar ciertos sonidos, las piezas musicales acentúan y alteran determinadas frecuencias y consiguen relegar los acúfenos a un segundo plano. La técnica recibe el nombre de «enmascaramiento».

Existen diversos tipos de terapia para combatir los acúfenos: las terapias de música y sonido, la acupedia, el método biomental, la TRT o terapia de readaptación de tinnitus (acúfenos), el uso de ecualizadores y el enmascaramiento.

> ♪ El oído y las vivencias psíquicas van de la mano; por eso, algunos investigadores han llamado a los acúfenos «el grito del alma».

¿Música para el cerebro?

Escuchar música puede afectar tanto al cerebro como interpretarla. La música pausada y armónica reduce la actividad de las ondas cerebrales, y lo mismo ocurre con el canto de mantras (sonidos sagrados primordiales que se utilizan para la meditación).

Por lo general, la música es un buen medio para alcanzar estados de conciencia meditativos. En África, la percusión siempre se ha empleado para inducir el trance. Y también los chamanes acompañan los cantos con percusión para provocar estados de trance e invocar a los espíritus protectores.

La influencia de la música en el cerebro

Los investigadores han constatado que determinados tipos de música consiguen modificar la actividad cerebral. Cuando los sujetos de un experimento reproducían modelos rítmicos sencillos, su electroencefalograma mostraba un aumento en el nivel de actividad de las ondas alfa y theta (este último en menor medida).

Durante los estados activos de vigilia, prevalecen las ondas beta. En momentos de relajación predominan las ondas alfa; en los estados de trance o de meditación profunda, las theta, y en el sueño profundo, las delta. Cada estado de conciencia tiene, además, una frecuencia característica (consulta la tabla que encontrará a continuación).

Los ritmos de percusión uniformes y monótonos pueden desencadenar estados de trance tanto en quienes los escuchan como en quienes los interpretan. Según los investigadores, esto se debe a que el sonido del tambor rompe el mecanismo de escucha habitual y actúa directamente sobre el sistema vegetativo. También se ha comprobado que, durante el sueño profundo, las piezas en las que predominan los elementos rítmicos y/o atonales (desvinculados de cualquier tono) provocan grandes cambios en el sistema vegetativo cuyos valores pueden averiguarse a través de un electroencefalograma o electrocardiograma.

Los impulsos cerebrales y los estados de conciencia

Tipo de onda	Frecuencia	Estado de conciencia
Ondas delta	0,5 - 4 Hz	Sueño profundo
Ondas theta	4 - 7 Hz	Trance
Ondas alfa	8 - 13 Hz	Relajación
Ondas beta	14 - 30 Hz	Vigilia

♫ Según los electroencefalogramas de los sujetos sometidos a pruebas, en los estados ligeros de trance aumenta la actividad de las ondas alfa, y en los más profundos se incrementa la proporción de ondas theta.

La música y la mente: sanación en estados de trance

Las investigaciones científicas más recientes confirman que los estados de trance sirven para activar los procesos de curación. El trance relaja la musculatura, hace la respiración más intensa, aumenta la cantidad de oxígeno en sangre y normaliza la tensión arterial.

Los estudios fisiológicos han demostrado que el trance acelera la curación de las heridas y mejora el funcionamiento del sistema inmune. La relajación profunda actúa sobre el subconsciente, y por eso no sólo elimina la tensión corporal, sino que también ayuda a aliviar el dolor, solucionar problemas psíquicos y disminuir el estrés.

♫ Ciertos tipos de música tienen un gran «potencial de trance»: los ritmos monótonos, los sonidos percutidos, la música para la meditación y la de los compositores minimalistas. Pero, en principio, hay muchos otros tipos de música que pueden inducir al trance: las obras clásicas, la música étnica o el tecno.

Alteraciones cerebrales: el efecto de las canciones de cuna

Hay un tipo de música relajante que todas las madres conocen: las canciones de cuna. Las melodías o arrullos tranquilizadores afectan a la actividad cerebral y, en los niños, las canciones de cuna actúan directamente sobre el sistema nervioso vegetativo.

Las nanas son muy similares en las distintas culturas: comparten un tempo lento, el bajo volumen al que se cantan, el tono grave y suave, la regularidad del ritmo y los ascensos y descensos de la melodía. Todo ello altera la actividad cerebral, sobre todo los impulsos cerebrales responsables de inducir el sueño.

Sincronización hemisférica

La alteración de los impulsos cerebrales es sólo una de los muchas maneras en que la música afecta al cerebro. La audición consciente y relajada y, en mayor medida, el uso activo de la música, puede llegar a sincronizar la actividad de los dos hemisferios cerebrales.

Los hemisferios izquierdo y derecho tienen funciones diferentes y regulan distintos aspectos de la conciencia. Pero ambos están muy relacionados y se comunican a través de un haz nervioso (el llamado «cuerpo calloso»). El hemisferio izquierdo regula la actividad intelectual, analítica y racional, mientras que el derecho es responsable de los aspectos creativo y emocional (la intuición, la capacidad para visualizar espacios e imágenes, etc.).

En la tabla siguiente se detallan las funciones de cada uno de los hemisferios.

Los hemisferios izquierdo y derecho

Hemisferio izquierdo	Hemisferio derecho
Intelecto	Intuición
Análisis	Razonamiento espacial
Pensamiento racional	Imágenes
Pensamiento abstracto	Música
Habilidades verbales	Razonamiento analógico
Ritmo	Emociones
Símbolos	Creatividad

El predominio del lado izquierdo

Desgraciadamente, nuestra sociedad concede demasiada importancia al desarrollo del hemisferio cerebral izquierdo. Ya en la escuela (al menos en las escuelas convencionales) se insiste en fomentar la capacidad intelectual y se descuidan aspectos como la fantasía, la solución creativa de problemas y la sensibilidad artística.

La estimulación de un solo hemisferio puede, además, desembocar en un desarrollo no equilibrado de la personalidad. Las personas que han descuidado «el corazón» por centrarse más en «la cabeza» tienen dificultades para percibir y expresar sus sentimientos. Les cuesta dar un sesgo creativo a su vida, les falta imaginación para solucionar sus problemas y no suelen abstraerse en ensoñaciones placenteras.

La música como equilibrio

La música es un buen camino hacia la armonía cerebral. Y se ha demostrado que quienes la interpretan con regularidad o tienen otro tipo de contacto con ella son gente más equilibrada y feliz. La musicoterapia se sirve de este efecto armónico en el tratamiento de personas psíquicamente inestables.

El efecto Mozart

El llamado efecto Mozart es un interesante fenómeno que expone los efectos de la música a la luz de una nueva perspectiva.

El concepto tiene su origen en los estudios que, a principios de la década de 1990, la doctora Frances H. Rauscher y sus colaboradores realizaron en el Centro de Neurobiología de Aprendizaje y Memoria de Irvine (California).

En el experimento participaron 36 estudiantes de psicología. Después de que escucharan la *Sonata en re mayor para dos pianos* de Mozart (también conocida como KV 448) durante diez minutos, las puntuaciones de sus tests de inteligencia espacial aumentaban alrededor de nueve puntos (aunque los resultados duraban poco tiempo).

 Existen varios tipos de tests de inteligencia: los que sirven para averiguar el coeficiente intelectual, los verbales, etc.

La música y el razonamiento espacial

No hay duda de que hay un vínculo muy estrecho entre la música y el razonamiento espacial. Según los investigadores, la música de cierto nivel potencia el pensamiento complejo, como el que requieren las tareas matemáticas.

Las bases neurofisiológicas para el aumento de la inteligencia espacial han sido objeto de múltiples investigaciones, y en todas ellas han quedado patentes los beneficios de la música de Mozart sobre esta clase de razonamiento. En los grupos que escucharon música de baile u otros tipos de música contemporánea, el razonamiento espacio-temporal y la actividad de las funciones cerebrales más complejas también mejoraban, aunque no tanto como en el «grupo de Mozart».

Desgraciadamente, los investigadores californianos no utilizaron partituras de Bach, sonatas de Beethoven o sinfonías de Brahms en sus experimentos de grupo. Es muy probable que las obras de otros grandes compositores estimulen la actividad cerebral tanto como las de Mozart. Si, en lugar de las sonatas para piano de Mozart, se hubieran utilizado las suites de Bach para violonchelo, quizá hoy hablaríamos del «efecto Bach».

Las composiciones de Mozart se consideran ejemplos excepcionales de equilibrio. Son bulliciosas, enérgicas y coloristas, y sus variaciones imprevisibles siempre logran sorprender sin perder por ello sencillez.

> ♫ Incluso los animales y las plantas reaccionan de forma positiva a la música clásica, muy especialmente a la de Mozart. Así lo indican los experimentos realizados con música clásica y rock (este último tiene el efecto contrario).

Mozart: un remedio para todo

En Washington, la música clásica se utiliza (y con excelentes resultados) en los cursos de idiomas para inmigrantes asiáticos. Se ha demostrado que la efectividad de los cursos de inglés aumenta cuando se pone a los alumnos música de Mozart. Sorprendentemente, el efecto es también aplicable a personas de otras culturas en las que rara vez se escucha a Mozart.

Incluso las ratas se benefician de la música de Mozart. Según un estudio realizado por investigadores estadounidenses, las ratas que escuchaban una sonata de Mozart antes de su nacimiento y durante los primeros sesenta días de vida recorrían con más rapidez un laberinto, cometían menos fallos y lograban salir antes que las del grupo no estimulado, aunque genéticamente idéntico.

Resumen

Las investigaciones científicas han demostrado el efecto curativo de la música en una gran variedad de casos. En los ámbitos clínico y terapéutico, la energía del sonido y del ritmo se utiliza para tratar los siguientes casos o patologías:

▶ Trastornos circulatorios y del ritmo cardíaco.

▶ Dolor (por ejemplo, en unidades de cuidados intensivos).

▶ Jaqueca.

▶ Deficiencias inmunológicas (por ejemplo, para aumentar las defensas).

▶ Estados depresivos, miedos, nerviosismo...

▶ Dolencias psicosomáticas y causadas por el estrés.

▶ Trastornos del sueño.

▶ Problemas de concentración y de memoria.

▶ Drogadicción, alcoholismo y otras adicciones.

▶ Trastornos auditivos como los acúfenos (zumbidos en el oído interno).

▶ Enfermedades geriátricas como el Alzheimer.

▶ Ayuda para el parto.

TESTS INFANTILES

El equipo de investigadores californianos no sólo estudió los efectos de la música en los estudiantes universitarios, sino también en niños de preescolar. Treinta y cuatro niños recibieron clases de piano durante seis meses. Al cabo de este tiempo, no sólo eran capaces de interpretar sonatas sencillas, sino que su capacidad de concentración y su razonamiento espaciotemporal habían aumentado más que los de otros niños.

5

ELEMENTOS QUE COMPONEN LA MÚSICA

En el apartado «El "botiquín" musical» ya se hacía una breve alusión a las propiedades, usos y efectos secundarios de la música. Por lo general, cuando guardamos medicamentos en un botiquín, guardamos también los prospectos en los que se detalla su composición. Antes de llegar a la práctica de la audición y en el uso activo de la música, queremos que conozcas los elementos que la componen, haciendo hincapié en el sonido (y más concretamente en la armonía), el ritmo y la «energía espiritual» de la música.

Un poder indefinible

Ahora que ya estás más familiarizado con los usos y efectos curativos de la música, quizá te preguntes cuál es la causa de este poder. Sinceramente, nadie lo sabe con certeza. Pero el efecto analgésico, relajante y equilibrante de la música tiene bases muy sólidas. Y también está claro que la música es capaz de cambiar los estados de ánimo en cuestión de segundos y de modificar la actividad de las ondas cerebrales. Y, pese a todo, los métodos modernos de investigación no han conseguido averiguar cuál es la verdadera causa de su capacidad curativa.

Modo menor y modo mayor: ¿tristeza y alegría?

Puestos a buscar causas, podemos echar mano de explicaciones muy diferentes. Algunas de ellas son obvias y naturales. Mencionan que, por ejemplo, las piezas lentas y en modo menor suelen percibirse como «reflexivas» o incluso «tristes», mientras que la mayor parte de las personas juzgan «estimulantes» y «alegres» las rápidas en modo mayor.

Pero la explicación sólo es válida en casos muy concretos: si escuchas el Allegro (el primer movimiento) de «La primavera» de *Las cuatro estaciones* de Vivaldi, te resultará difícil conciliar el sueño. El movimiento está en mi mayor, una tonalidad enérgica, el tempo es rápido y, en general, la música es chispeante y vivaz.

El «Adagietto» de la *Quinta sinfonía* de Gustav Mahler no invita, por el contrario, a dar saltos de alegría. El movimiento, lento y en modo menor, y en el que sólo intervienen los instrumentos de cuerda y las arpas, suele calificarse de melancólico y nunca tiene efectos vigorizantes sobre el oyente.

- Ritmo lento + modo menor = tristeza.
- Ritmo rápido + modo mayor = alegría.

En la mayor parte de los casos, las ecuaciones anteriores no son aplicables. Muy pocas composiciones se prestan a una simplificación de ese calibre. El carácter del famoso «Andante con moto» de la *Quinta sinfonía* de Beethoven variará según el tipo de oyente: podrá ser tranquilizador, soñoliento, angustioso, relajante o estimulante. Todo depende del efecto que tenga en sus oídos y de qué asociaciones o imágenes le suscite.

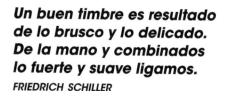

Un buen timbre es resultado de lo brusco y lo delicado. De la mano y combinados lo fuerte y suave ligamos.
FRIEDRICH SCHILLER

¿Cómo suenan los instrumentos?

Desde luego, los efectos de la música se deben a muchas otras causas. No sólo hay que pensar en el tempo y en la tonalidad: el timbre de un instrumento afecta igualmente al oyente. Cada instrumento tiene su propio timbre, que depende del material con que haya sido construido y de la armonía que lo caracteriza.

Todo esto determina, además, el sonido del instrumento. Uno de cuerda tendrá un sonido totalmente distinto al de los de viento o metal.

Los compositores suelen utilizar los distintos instrumentos de forma deliberada para crear atmósferas o expresar determinados sentimientos. El efecto de un fondo de cuerda, en el que los instrumentos de cuerda tocan suavemente acordes bajos y lánguidos, es, lógicamente, muy distinto al de una fanfarria en la que retumban los metales.

Pero... ¿qué efecto concreto causa cada instrumento? Existe todo tipo de opiniones. Para unos, son los instrumentos de metal y de percusión (los timbales y otros instrumentos similares) los que, gracias a la fuerza de las vibraciones que emiten, afectan más profundamente a la fisiología del oyente. Según ese razonamiento, los instrumentos de cuerda y de viento tendrían efectos más bien psíquicos.

No obstante, el sufismo (la tradición mística islámica) tiene una visión muy diferente: los instrumentos de cuerda y percusión (como los tambores, los címbalos y los sonajeros o maracas) representan el sonido de la Tierra y están ligados a los principios de la actividad y el movimiento. Todos los instrumentos de viento representan, por el contrario, el aire, el viento y la tormenta, por lo que son apropiados para avivar el fuego del corazón.

¿Solemnes o melancólicos?

Las interpretaciones son muchas: el sonido del cuerno de caza suele considerarse festivo; el de la trompeta, orgulloso; el del arpa, cósmico o celestial, y el del oboe, melancólico. Pero una clasificación de esa índole pasa por alto que cada instrumento puede provocar estados de ánimo muy diferentes. Un cuerno de caza no sólo puede resultar solemne, sino también (dependiendo del compositor y de la interpretación) poderoso, salvaje, tierno, estridente, delicado, martilleante o incluso adormecedor.

¿Pequeños grupos o grandes orquestas?

Ocurre lo mismo con los grupos de instrumentos. El timbre es muy diferente según se trate de un dúo, un cuarteto de cuerda, un pequeño grupo o una gran orquesta. Hoy en día, una orquesta puede concentrarse en un solo tono, y un dúo puede causar efectos similares a los de una orquesta. A oídos de los profanos, resulta difícil distinguir cuántos músicos participan en la creación de un determinado tipo de sonido.

La esencia de la música

El timbre de un instrumento y el tipo de presentación son sólo una pequeña parte de la música. El nivel superior es más importante. Son tres los factores que representan los «ingredientes fundamentales» de la música y que componen su «esencia»:

- El sonido (en el que hay que considerar el papel de la armonía y de la inarmonía).
- El ritmo.
- La energía espiritual de la música.

El Cosmos es sonido

El sonido es, junto con el ritmo, el aspecto más importante de la música. Ya en los Upanishads (las sagradas escrituras de la India), se menciona la frase «Nada Brahma» («el Cosmos es sonido»). Hindúes y tibetanos atribuyen al sonido la creación del Universo, del hombre y de los dioses.

Eufonías curativas y disonancias dañinas

Los sonidos eufónicos tienen propiedades curativas. Las disonancias, por el contrario, pueden representar un peligro para la salud. Cada persona tiene su propia manera de percibir la vibración del sonido. Los sonidos se introducen en lo más hondo de nosotros. En el esoterismo, las personas se componen de vibraciones. Todo esto explica por qué los sonidos eufónicos se consideran calmantes y curativos. Cuando estamos inmersos en ellos, nos resulta muy sencillo dejamos llevar y relajamos. A un nivel muy sutil, el cuerpo y el alma encuentran su lugar en la armonía. Los sonidos armónicos permiten resolver y eliminar disonancias y los bloqueos que se hallan en el subconsciente.

Todos sabemos qué significa «estar en armonía con nosotros mismos», «no estar para gaitas», no encontrar «el tono adecuado» para decir algo o no poder comunicarnos con alguien porque está «en otra onda»: el sonido también está presente en nuestro lenguaje cotidiano.

> ♫ En todas las filosofías y disciplinas curativas asiáticas, los sonidos desempeñan un papel fundamental. Según el ocultismo, existen tonos curativos, otros dañinos e incluso algunos letales.

Creación de sonidos

Más adelante iremos mostrándote cómo utilizar sencillas terapias sonoras. Instrumentos acústicos como los cuencos tibetanos, los gongs o el didjeridu, originario de Australia, te ayudarán a experimentar los efectos armónicos del sonido. Y no olvides que tu propia voz es también un buen instrumento acústico que te permitirá crear distintas vibraciones musicales. Estas vibraciones armónicas se transmiten a las células en forma de ondas concentradas.

Las vibraciones liberan las tensiones presentes en nuestro cuerpo. De este modo, nos ayudan a eliminar los bloqueos psíquicos que surgen del estrés y de los problemas, preocupaciones y miedos que no hemos logrado resolver. También los pensamientos negativos desaparecen. Los sonidos harán fluir de nuevo tu energía corporal, psíquica y espiritual. Pero... ¿qué es realmente el «sonido»?

La acústica del sonido

En el ámbito de la acústica, el sonido y el ruido son conceptos muy diferentes. El ruido es un conjunto de ondas acústicas caóticas e irregulares, cuyo movimiento no obedece a periodicidad alguna (como ocurre, por ejemplo, en las detonaciones). En el caso del sonido sí existen vibraciones periódicas, sujetas a unas leyes fijas, que siempre tienen lugar en los mismos intervalos de tiempo. Cada sonido se compone de unas determinadas ondas que vibran a ciertas frecuencias. Gráficamente, los sonidos instrumentales (o los de la voz humana) producen formas de onda más claras y equilibradas que las de los ruidos, que son más irregulares (consulta el gráfico para apreciarlo).

♫ La frecuencia determina el carácter y la longitud de un proceso periódico (por ejemplo, una vibración). Su unidad de medida es el hercio (Hz). Las frecuencias estimulan distintas partes de nuestro oído interno. El oído humano sólo percibe frecuencias entre 16 y 20.000 hercios.

El sonido y el tono

En la música, sonido y tono suelen ser sinónimos. Cada tono tiene su propio sonido, aunque éste varíe en función del instrumento que lo interprete, ya que cada instrumento tiene un timbre característico que determina la calidad del sonido.

El poder curativo de los armónicos

El violonchelista español Pau Casals solía decir que sólo necesitaba una nota para emocionar al oyente y provocarle un escalofrío. ¿Cómo es posible que una sola nota pueda producir esos efectos? Casals fue, sin duda, uno de los grandes artistas de la historia. Pero necesitaba un medio para cautivar el alma de sus oyentes: su violonchelo. Y, como cualquier otro instrumento o como la voz humana, el violonchelo tiene una cualidad extraordinaria: es capaz de generar tonalidades en las que resuena un universo de sonidos: la serie armónica.

Somos capaces de reconocer las melodías que escuchamos en la radio porque éstas se componen de una sucesión de notas determinadas. Cada tonalidad compleja tiene su propio registro tonal, que está determinado por sus frecuencias y por la llamada tónica (primera nota de la escala). El diapasón, por ejemplo, está afinado en la a una frecuencia de 440 hercios.

Cada tónica hace vibrar una escala completa de armónicos, también llamados tonos parciales, que sólo los oídos experimentados son capaces de oír directamente. No obstante, todos los oímos a un nivel subliminal, puesto que a ellos se debe la belleza del sonido de un instrumento y de la música en general.

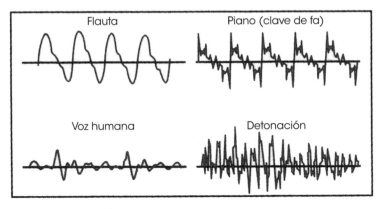

Los sonidos (ya sean de la flauta, del piano o de la voz humana) se caracterizan por la periodicidad de sus vibraciones. En el caso de los ruidos (aquí, los provocados por una detonación), las ondas acústicas son caóticas e irregulares.

Multiplicación de la tónica

Si lo expresamos de un modo matemático, la serie armónica no es más que el resultado de multiplicar la tónica. La estructura de la escala está sujeta a las leyes de la física. Si observamos la vibración de una cuerda (la de un violonchelo, por ejemplo), comprobaremos que, a medida que vibra a intervalos regulares (los marcados por los múltiplos de la tónica), los armónicos van haciéndose audibles. De ese modo surge una serie de frecuencias que se superponen a la tónica según una relación matemática de 2:1, 3:1, 4:1, etc. Si pulsamos ligeramente uno de los nodos vibratorios de la cuerda, obtendremos los llamados armónicos audibles. Todos los sonidos de la naturaleza están compuestos de infinidad de armónicos. Aunque nuestros ejemplos llegan sólo al decimosexto, teóricamente, la escala podría continuar hasta el infinito.

Sonidos vivos

Algunos instrumentos tienen una mayor gama de armónicos, aunque, en principio, todos los instrumentos acústicos son capaces de generarlos. Las ondas sinusoidales (ondas que, por carecer de armónicos, producen un sonido un tanto «inerte») sólo pueden producirse electrónicamente. Ello explica que la música electrónica no cuente con tanta vida como la acústica. La música orquestal tiene una especial riqueza armónica, ya que cada uno de los instrumentos genera un número muy elevado de armónicos.

Las propiedades curativas del canto de armónicos

El mundo oriental concede una gran importancia a los armónicos. Uno de los instrumentos de la India, el sitar, posee una especial riqueza armónica. Y también el canto de armónicos, como el que practican los monjes tibetanos, es capaz de generarlos y es, además, un poderoso instrumento de sanación.

Según el doctor Tomatis, las propiedades curativas del canto de armónicos tienen su origen en la transmisión de vibraciones a los huesos. El sonido de los armónicos vibra mucho menos en la boca que en los huesos. Debido a las altas frecuencias, éstos reciben una estimulación más profunda que «masajea» el cuerpo en su totalidad.

También el médico estadounidense Mark Ryder, de la Universidad Metodista del Sur, está convencido del efecto curativo de los armónicos.

En uno de sus estudios, sometió a examen a dos grupos de oyentes: uno escuchaba un coro de armónicos; el otro, música ligera «convencional». Según los resultados, los valores de la frecuencia cardíaca y de la respiración del «grupo de los armónicos» se mostraban mucho más relajados que los de los integrantes del otro grupo. La actividad electrodérmica registrada era también menor.

> ♫ Los coros de voces búlgaras, otra manifestación del canto de armónicos, también se han hecho populares. Las mujeres que los componen cantan las notas o acordes simultáneamente, por lo que es fácil creer que son muchas más de las que en realidad son.

El enigma de las voces

El canto de armónicos no sólo disminuye la frecuencia cardíaca y respiratoria. También es muy útil para reducir la actividad de las ondas cerebrales y para alcanzar estados de meditación. Las pulsaciones que provoca explican el carácter flotante de su tapiz sonoro.

Armonía e inarmonía

La mayor parte de los oyentes considera «armónicas» las obras de Mozart, Beethoven o Brahms. Las piezas «estridentes» de algunos compositores contemporáneos son, por el contrario, insoportables para muchas personas. El motivo por el cual una música se percibe como armónica o inarmónica se encuentra, en gran parte, en la mencionada serie armónica.

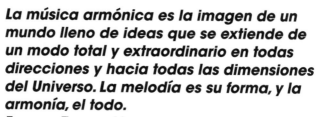

La música armónica es la imagen de un mundo lleno de ideas que se extiende de un modo total y extraordinario en todas direcciones y hacia todas las dimensiones del Universo. La melodía es su forma, y la armonía, el todo.

FRIEDRICH THEODOR VISCHER

El modo mayor

Los sonidos que percibimos como «armónicos» y «positivos» son aquellos en los que los armónicos naturales son dominantes. Los intervalos (la distancia entre dos notas) más frecuentes son los de octava (armónicos 2, 4, 8 y 16) y los de quinta (armónicos 3, 6 y 12), tomando la tónica como base. En los cuatro primeros niveles sólo encontramos octavas y quintas, aunque pronto aparece la tercera mayor (armónicos 5 y 10).

Todo nuestro sistema tonal está construido sobre los tonos dominantes (tónica, tercera mayor, quinta y octava). Cuando los cuatro suenan al unísono, surge el modo mayor.

¿Por qué hay tantas sinfonías, obras de música de cámara y piezas para un solo instrumento que comienzan en modo mayor? Porque el modo mayor es para nosotros el más natural de los sonidos: un sonido que gravita sobre sí mismo e irradia tranquilidad. Los acordes menores son, por el contrario, más agitados e inquietos.

Existen ciertos intervalos que percibimos como consonantes o, dicho de otro modo, como eufónicos y agradables. Otros, los llamados intervalos disonantes, nos provocan tensión e inarmonía.

Tensión y liberación

La música es, en gran medida, un juego de consonancias y disonancias. Constantemente se crean tensiones que luego se liberan. En todo el mundo, los sonidos armónicos se consideran benéficos y curativos. Pero también las disonancias pueden utilizarse para fortalecer el efecto relajante de la armonía.

Lo más importante es dosificar los sonidos inarmónicos. Cuando los acordes más tensos se encuentran en el punto medio de una composición (como ocurre en la música contemporánea o en el jazz), los sonidos suelen considerarse fatigosos. Y, a la inversa, muchas personas consideran soporífera la música para meditar debido a que prescinde de la agitación de las disonancias.

Las propiedades curativas del sonido se manifiestan en toda su amplitud cuando se logra un equilibrio entre las armonías tensas y relajantes. Ése es el caso de la música clásica (consulta el apartado dedicado al efecto Mozart).

En el principio fue el ritmo

El poder curativo de la música se debe, en parte, al sonido, pero el ritmo es otro elemento fundamental. En palabras del pianista y director Hans von Bülow: «En el principio fue el ritmo». Y, según un refrán de la India: «Si el sonido es la madre de la naturaleza, el ritmo es el padre».

Al igual que el sonido, el ritmo es un fenómeno natural. Es la expresión del movimiento, no sólo en la música, sino también en la vida. La vida es impensable sin ritmo y movimiento. Los ritmos internos y externos están presentes en todas partes. Pensemos en los ritmos del día y la noche, el alba y el ocaso, el invierno y el verano, la pleamar y la bajamar, la luna creciente y la luna menguante...

Los ritmos biológicos son fundamentales para la conservación de la vida. De ellos dependen nuestras pulsaciones, las fases del sueño y la vigilia, la menstruación femenina, la toma de alimentos y la digestión. En última instancia, la vida humana puede contemplarse como un gran ritmo que comienza cuando nacemos y va llevándonos por la niñez, la madurez y la vejez hasta el momento de nuestra muerte.

En la música, el ritmo es el latido de la vida.
ARTHUR RUBINSTEIN

La música respira

En sus idas y venidas, en las inspiraciones y espiraciones constantes que acompañan nuestras vidas, la respiración es un ejemplo perfecto de la importancia del ritmo.

Y también la música respira. Está viva y obedece a determinados ritmos que armonizan el cuerpo y agilizan nuestra vida interior. Muchas enfermedades están asociadas a la inactividad. La inmovilidad genera dificultades, ya que el movimiento es el motor de la vida. Pero también pueden surgir problemas de salud si se alteran los ritmos naturales.

La música puede ayudarte a «encontrar el ritmo interior». Cuando una persona o situación alteran su ritmo habitual, las consecuencias pueden ser beneficiosas. La música rítmica puede aportar dinamismo a su vida cotidiana. La danza y los tambores fortalecen la conexión con el elemento rítmico. En los conciertos de música folk, el público bate palmas al ritmo de la música, y los aficionados al rock duro suelen mover violentamente la cabeza. Unos y otros logran olvidar sus problemas a través del ritmo.

Relajación o dinamismo

El ritmo determina el carácter dinámico o relajante de la música. Las reacciones que desencadena el ritmo musical dependen de ritmos corporales como el latido del corazón o la frecuencia respiratoria. La mayoría de las personas prefiere las piezas cuyo tempo está entre 60 y 90, cifras que corresponden con la frecuencia cardíaca de un adulto sano.

La música late. Siempre que no haya sido creada electrónicamente, genera pequeñas vibraciones. Y lo mismo ocurre con el ritmo del organismo, ya que, incluso en situaciones de tranquilidad, existe vibración debido a las frecuencias cardíaca y respiratoria.

El dolor o el estrés, las dolencias físicas o psíquicas nos hacen decir que «nos falta aire» o que «sentimos una opresión en el pecho». El ritmo de la música puede ayudarnos a salir de situaciones críticas, ya que, de una manera sutil, genera impulsos capaces de estimular la actividad del organismo y de eliminar los bloqueos.

♫ Los chamanes utilizan la percusión y los cantos rítmicos con fines curativos. Saben que los ritmos afectan a las personas y que pueden emplearse para purificar el alma.

¡A bailar!

El baile y el ritmo siempre han sido expresión del goce de vivir. Los ritmos marcados y sincopados nos unen a la naturaleza y son una manifestación de actividad. Las danzas y músicas de cada cultura suelen reflejar su estilo de vida. El ritmo del tango argentino irradia erotismo y elegancia, la polca que se baila en la región checa de Bohemia nos llena de dinamismo, el swing del jazz de los años treinta y cuarenta imprime tranquilidad al movimiento. Y los valses vieneses, que nos han hecho girar durante siglos al ritmo del tres por cuatro, transmiten vivacidad y provocan un cosquilleo en el estómago similar al que sienten los niños al columpiarse.

El ritmo también puede conducir al éxtasis. Los ritmos monótonos de percusión modifican la actividad de los impulsos cerebrales y pueden provocar estados de trance que apoyen los procesos curativos.

Tempo y compás

El ritmo de la música depende, sobre todo, del tempo y del compás. Cuanto más rápido sea el tempo, más estimulante será la música. Nuestra sociedad vive a un ritmo muy rápido: el tempo es vertiginoso, y así se manifiesta en todos los aspectos de nuestra vida: en el tráfico, en la comunicación a través de los móviles o del correo electrónico, en el mundo laboral o en la bolsa. Y también en las relaciones de pareja, más cambiantes y fugaces que nunca.

Hablamos a más velocidad que nuestros antepasados, y, por supuesto, también la música es más rápida. Los expertos en historia de la música piensan que, hoy en día, las obras de compositores clásicos como Beethoven o Haydn se interpretan a mucha más velocidad que hace siglos.

Pero no sólo el tempo nos afecta. El compás (el latido audible del ritmo) es también importantísimo, ya que marca la estructura rítmica y determina qué tiempos han de acentuarse. Cada compás se compone de varios tiempos y está separado del siguiente por medio de una barra.

> ♫ Hoy en día nos movemos a una velocidad que nuestro cuerpo sólo resiste parcialmente. En los vuelos transatlánticos, el paso por las distintas franjas horarias nos provoca *jet lag*. Quizá un poco de música barroca de clavicémbalo pueda hacernos olvidar tanto ajetreo.

Uno, dos, tres ...

Por lo general, el acento de un compás cae sobre el primer tiempo. En el compás de tres por cuatro, el primer tiempo es fuerte, y el segundo y el tercero son débiles (el tres por cuatro es, por ejemplo, el compás de los valses o de los minués). En el cuatro por cuatro, el primer tiempo es fuerte, el segundo y el cuarto son débiles, y el segundo está ligeramente acentuado. El cuatro por cuatro es el compás de casi todas las canciones infantiles y populares, de gran parte de los temas del pop y de muchos otros tipos de música.

Otros compases

Además de los que ya hemos mencionado, existen muchos otros compases: el dos por cuatro, el cuatro por ocho, el seis por cuatro o el seis por ocho. Los compases cuaternarios se consideran los más armónicos. Los ternarios son algo más tensos. Y los impares, como los de cinco, siete u once tiempos se utilizan más en la música contemporánea (aunque también en la música clásica hindú). El compás de la danza del vientre de la música clásica egipcia es un extraño diez por ocho. En los oyentes occidentales, poco familiarizados con este tipo de música, suele provocar inquietud o malestar.

♫ La cadencia y el ritmo abren paso a otro concepto: el compás. El compás es una medida de tiempo que marca el ritmo de una frase musical. Para entenderlo de una manera gráfica, es útil pensar en el metrónomo, instrumento que emite un sonido cada cierto tiempo para que el músico pueda ajustarse a un compás determinado.

El ritmo fundamental

Desde una perspectiva terapéutica, los ritmos más recomendables son aquellos que se corresponden con nuestro ritmo fundamental. La música muy rápida o muy lenta, así como los ritmos frenéticos o los compases con un número de tiempos impar, hacen que perdamos el ritmo muy fácilmente. Por el contrario, los ritmos claros, ordenados y sintéticos, presentes sobre todo en los compases de cuatro tiempos, contribuyen a restaurar el orden y la armonía interiores.

Los estudios sobre los efectos psíquicos del sonido y del ritmo aún tienen un largo camino que recorrer. Por ahora, deberás conformarte con ir reuniendo tus propias experiencias y tener en cuenta las palabras de Platón, uno de los filósofos que más han influido en el mundo occidental: «La educación musical es fundamental, ya que el ritmo y la armonía penetran poderosamente en lo más profundo del alma».

La energía espiritual de la música

El último de los tres «ingredientes» se sale de los límites de la razón. Se trata del aspecto espiritual: el auténtico secreto de la música. La magia y la energía de la música desempeñan un papel fundamental en la curación. Pero, a diferencia de las frecuencias y de la «fisiología» del sonido y del ritmo, la dimensión espiritual no es cuantificable ni comprensible y se resiste al análisis.

¿De qué modo afecta a las personas el batir de las olas o el sonido del viento? ¿Cuál es el secreto de grandes composiciones, como una sinfonía de Mozart o un oratorio de Bach? ¿Son quizá el sonido, el ritmo y la música «emisarios» del mundo de la divinidad?

Majestuosa y sublime

En palabras de Philipp Emanuel Bach: «He aquí uno de los fines más sublimes de la música: difundir la religión y elevar y edificar almas inmortales». Y en las del maestro sufí Hazrat Inayat Khan: «La música es el arte entre las artes y la ciencia entre las ciencias; es la fuente de todo conocimiento».

En el sufismo, el conocimiento espiritual proviene de la capacidad de ver «lo que subyace a las apariencias». Para comprender el sentido profundo de la música debemos aprender a escuchar «el sonido que subyace al que suena».

Un puente hacia la divinidad

La música es una imagen acústica del Cosmos. La «gran música» sale del corazón y llega al corazón de quienes la oyen.

Algunas composiciones son inequívocamente espirituales. Muchos de los grandes compositores, como Bach, Mozart o Messiaen, han expresado su vinculación con Dios componiendo obras sacras. La oración y la meditación a menudo han constituido y constituyen el sentido más profundo de la música, ya sea a través del canto gregoriano, de ciertos tipos de música electrónica, de la música clásica de la India o del canto de armónicos de los monjes tibetanos. Pero también es cierto que muchas obras de los grandes compositores pueden tender puentes espirituales aun cuando no sean específicamente sacras.

En la música, la afinación es sólo uno de los factores. Un artista debería ser capaz de llevarnos más allá de lo meramente audible. Los músicos que se concentran en la auténtica esencia de la música nos permiten atisbar el mundo espiritual. Cuando el músico se convierte en canal y mediador entre dos mundos, su público puede llegar a transformarse.

Pero también el oyente ha de ser capaz de abstraerse, para así olvidarse de sí mismo y abrir su corazón a la música. Sólo de este modo podrá desplegarse todo el poder curativo de la música.

6

EL FENÓMENO DE LA AUDICIÓN

Nuestros sentidos nos abren las puertas al mundo exterior. El hombre es un ser sensorial: toca, huele, saborea, ve y oye el mundo que lo rodea. Ésa es su manera de vivirlo y comprenderlo. Y el oído es, junto con la vista, un instrumento fundamental para relacionarnos con nuestro entorno. En las últimas páginas de esta primera parte (antes de entrar en la parte práctica) pasaremos revista al fenómeno de la audición.

La base de la comunicación humana

El oído es una de las bases del lenguaje hablado, y, por ello, la comunicación humana se hace extremadamente complicada sin él. Pero, por lo general, sólo nos damos cuenta cuando vivimos de cerca los efectos de la sordera o de otros trastornos del oído.

Como es lógico, el sentido del oído también está relacionado con los efectos curativos de la música. La riqueza de la buena música sólo está al alcance de quienes pueden disfrutar de ella. El sonido sólo puede armonizar y cargar de energía el cuerpo y la mente cuando el sentido del oído está intacto.

 El oído es la puerta que conduce al corazón.
MADELEINE DE SCUDÉRY

Los sordos también oyen

Pese a lo que acabamos de decir, también los sordos pueden, hasta cierto punto, disfrutar de la música. Al percibir las distintas frecuencias y vibraciones del cuerpo (a través de las palmas de las manos, las plantas de los pies y los huesos), son capaces, por ejemplo, de bailar al ritmo de la música, siempre que la intensidad del sonido sea suficiente y los tonos graves estén bastante marcados.

Durante su época de estudiante, la percusionista solista Evelyn Glennie solía colocarse un altavoz en el regazo para así transmitir los ritmos a su cuerpo. De ese modo, percibía las vibraciones en el rostro con tanta claridad, que incluso podía afinar los timbales.

Glennie ha tenido la suerte de ser intérprete en grandes orquestas, y también Beethoven fue capaz de seguir componiendo aun después de quedarse completamente sordo. Pero casos como los suyos son excepcionales. Lo habitual es que sólo seamos capaces de sentir la música cuando disponemos de unos oídos sanos.

Por este motivo, hemos de hacer lo posible para proteger nuestros oídos. Y no con bastoncillos, sino evitando la sobreestimulación acústica y aprendiendo a ser conscientes de lo que oímos.

SORDERA

La sordera puede ser congénita o adquirida. Pero la primera es menos habitual: la mayor parte de los sordos no lo son de nacimiento.

Cómo funciona el oído

El oído da alas al alma y nos da acceso a todo un universo de sensaciones y experiencias maravillosas. Ya en el vientre de la madre, el oído es el órgano sensorial que antes culmina su desarrollo y el que nos permite establecer los primeros contactos con el mundo exterior. El feto sólo necesita unas cuantas semanas para empezar a percibir las primeras señales acústicas, como la voz de la madre. Pero... ¿qué ocurre realmente cuando oímos? ¿Qué pasa, por ejemplo, cuando leemos a un niño *Blancanieves y los siete enanitos,* cuando una pareja se susurra cosas cariñosas al oído, cuando estamos absortos en el sonido del viento o en el murmullo de un arroyo o cuando escuchamos una sinfonía de Mahler en un concierto?

Desde una perspectiva física, todo se reduce a un mismo fenómeno: el oído recoge y percibe las ondas sonoras y el cerebro se encarga de analizarlas.

> ♫ La audición es, en parte, un fenómeno fisiológico, pero también está muy vinculado a nuestra psique. El fenómeno de los acúfenos (zumbidos en el oído) así lo demuestra. Aunque los acúfenos no pueden someterse a mediciones acústicas, sabemos que se han convertido en una enfermedad muy extendida.

Descodificación de las ondas sonoras

Las ondas sonoras que proceden de una determinada fuente no sólo se propagan a través del aire: los sólidos y los fluidos también pueden transmitirlas. Se habla de fuentes sonoras cuando un objeto vibra y el movimiento de las ondas sonoras de las moléculas del aire transmite esta vibración al oído. El aire de la fuente sonora se condensa y se diluye alternativamente, así que podría decirse que las ondas sonoras son, en principio, cambios de presión del aire.

Para que el oído funcione, tiene que haber algo que desencadene el movimiento de las moléculas y lo transmita al tímpano: el sonido de un gong, la voz humana o el ruido atronador de una tormenta. Las vibraciones que se producen en el tímpano se transmiten al oído interno a través de los huesecillos del oído. Una vez allí, la vibración se transforma en impulsos eléctricos. En la cóclea, que está llena de un líquido llamado endolinfa, las vibraciones ponen en movimiento miles de células pilosas (células sensoriales). Finalmente, los estímulos se transmiten al centro auditivo del cerebro a través del nervio auditivo, en el que se procesa la información acústica.

> ♫ La velocidad del sonido en el aire es de 333 metros por segundo. Cuando un avión rompe esa «barrera», el ruido es ensordecedor.

Pequeña lección de anatomía

El oído consta de tres regiones anatómicas: oído externo, oído medio y oído interno.

Oído externo

El oído externo comprende el pabellón auricular y el conducto auditivo externo, que mide aproximadamente tres centímetros y es cartilaginoso en el exterior. Las ondas sonoras son recogidas por el pabellón y conducidas por el conducto auditivo externo hasta la membrana timpánica y el oído medio.

Oído medio

El oído medio se encuentra detrás del tímpano y está en comunicación directa con la garganta a través de la trompa de Eustaquio, un conducto de unos cuatro centímetros de largo que permite la entrada y la salida de aire para equilibrar la presión en el sistema auditivo. Consta, además, de una cadena de tres huesecillos (martillo, yunque y estribo) que conectan acústicamente el tímpano con el oído interno (también conocido como laberinto). En su viaje hacia el oído interno, el sonido se amplifica hasta 180 veces.

Oído interno

El oído interno contiene los órganos auditivos y del equilibrio. Una de sus partes, la cóclea, es un conducto en forma de caracol dentro del cual se encuentra, lleno de líquido, el conducto coclear. El oído medio y el oído interno están separados por la ventana oval. Morfológicamente, pueden distinguirse tres partes: la cóclea, el vestíbulo y los tres canales semicirculares, conectados entre sí. Pero el verdadero receptor del sonido es el llamado órgano de Corti, situado sobre la membrana basilar, en el que se encuentran de 16.000 a 23.000 células auditivas.

Si el conducto auditivo externo transporta el estímulo acústico y la cóclea se encarga de comunicarlo, el órgano de Corti es responsable de transformarlo. Es allí donde las vibraciones se convierten en impulsos nerviosos. Éstos se transmiten por el nervio acústico al cerebro, donde son interpretados como sonidos.

Direccionalidad del sonido

El oír con ambos oídos no sólo sirve para diferenciar los distintos tonos o volúmenes, sino también para saber de qué dirección provienen las señales acústicas.

El cerebro analiza dos tipos de información:

- La diferencia temporal que transcurre entre que las ondas alcanzan uno y otro oído.
- La diferencia de intensidad debida al efecto sombra de la cabeza.

El llamado «efecto sombra» funciona sobre todo en las altas frecuencias. En el caso de las bajas frecuencias, es la diferencia temporal la que determina la dirección del sonido. La impresión direccional surge, además, en cuestión de milisegundos.

Un instrumento muy útil

El funcionamiento del oído es como el de un instrumento sensible y de alta precisión. Desde siempre, el oído ha protegido al hombre de su entorno. Alertaba a nuestros antepasados cuando los depredadores se acercaban a sus cavernas, y hoy en día salva la vida de muchos transeúntes o ciclistas que, diariamente, tratan de abrirse camino entre el tráfico.

Los estímulos acústicos generan reacciones muy importantes para nuestra salud y, sobre todo, para nuestra supervivencia. El chirrido de unos neumáticos, el bocinazo de un claxon, el ruido de un disparo o el gruñido de un perro no tienen ningún efecto positivo. Pero los gritos de un chef o de nuestra pareja pueden ser un estímulo acústico tan desagradable que, tarde o temprano, nos obligue a reaccionar y a dar un giro positivo a nuestra vida.

Rango de audición e intensidad del sonido

Al igual que el rango de visión, el rango de audición varía de unas personas a otras. Entre los factores que lo determinan se encuentra, por ejemplo, el proceso de envejecimiento. En ausencia de perturbaciones, el hombre debería ser capaz de percibir frecuencias entre los 16 y los 20.000 hercios.

La sensibilidad del oído humano a la intensidad del sonido es también extraordinaria. La presión acústica del sonido más suave que somos capaces de percibir es tan baja, que su efecto sobre la piel de un tambor es aún menor que el que causaría un átomo. Y nuestros oídos también pueden resistir presiones acústicas millones de veces más altas.

No obstante, el hombre sólo puede reconocer 325 niveles de intensidad, ya que la percepción de ésta no es lineal (o sea, no es uniforme). Cuanto mayor es la presión acústica, menos sensibles somos a los aumentos de intensidad.

♫ Algunos animales, como los perros o los murciélagos, son capaces de percibir frecuencias superiores a los 20.000 hercios.

Decibelios, hercios y factores psíquicos

El nivel objetivo de intensidad sonora se mide en decibelios (*deci* es sinónimo de diez, y *belio* es una unidad de medida que debe su nombre a Alexander Graham Bell, inventor del teléfono). La siguiente escala hace referencia al oído humano:

A más de 10 decibelios, la intensidad sonora se duplica. A 100 decibelios, los 10 decibelios anteriores no se multiplican por 10, sino por 100, una intensidad que ya resulta perjudicial.

El nivel subjetivo de intensidad sonora no sólo depende de la presión acústica. También la frecuencia, que se mide en hercios (Hz, cuyo nombre hace referencia al físico alemán Heinrich Hertz), desempeña un papel fundamental. En realidad, «frecuencia» es sinónimo de «repetición». En un contexto musical, el concepto hace referencia al número de veces que se repite la vibración de un tono. En el caso de 440 Hz, por ejemplo, el aire vibra 440 veces por segundo.

Los cambios de intensidad son más fáciles de percibir en el rango de audición más sensible, que se encuentra entre los 1.000 y los 3.000 hercios. Pero también los factores psíquicos son importantes para el oído. Ésa es la causa por la que el ruido nos parece más molesto que la música aun en los casos en los que la intensidad de ambos es la misma.

FRECUENCIA Y VIBRACIÓN

Los tonos agudos vibran más rápidamente que los graves. La frecuencia (medida en hercios) de una nota es la que determina su tono. El oído humano puede reconocer hasta 1.500 tonos, aunque la percepción es más exacta en frecuencias comprendidas entre 1.000 y 3.000 hercios. Dentro de ese rango de audición, pueden percibirse diferencias de tan sólo una cuadragésima parte de un tono.

El ruido y la enfermedad

Debido a la sensibilidad del oído humano, los cuidados deberían extremarse siempre. Aunque podemos utilizar el oído para aumentar la concentración o para sacar provecho de los sonidos de la música o de la naturaleza, la sobreestimulación acústica puede tener efectos catastróficos, y no sólo en la capacidad de audición, sino también en la mente.

La civilización moderna ha provocado un nivel considerable de contaminación acústica. El hombre ya sólo está a salvo del ruido en los desiertos o montañas más remotas, en las islas perdidas o en alta mar. El ruido (que nosotros mismos generamos) se ha adueñado del resto del mundo. Los motores de los coches, motos y aviones, el traqueteo de los trenes, el zumbido de los frigoríficos, la vibración de los ordenadores, el pitido histérico de los teléfonos (fijos o móviles), el ruido de los timbres de las puertas, el estruendo de las obras y las eternas radios y televisores que suenan en nuestras casas o en las de nuestros vecinos, causan un estrépito global las veinticuatro horas del día.

Y a este bombardeo involuntario y ambiental se suma, además, el ruido procedente de la música o de la televisión, que también contribuye a la sobreestimulación acústica.

> ♫ Los daños en el oído (sobre todo los que afectan al oído interno) también pueden alterar el sentido del equilibrio, ya que en el oído interno se encuentran los responsables de regularlo: el vestíbulo y el conducto semicircular.

El umbral de los noventa decibelios

Según una frase de Nietzsche: «Para el solitario, incluso el ruido es un consuelo». Y es cierto que, muchas veces, los estímulos acústicos actúan como una forma de gratificación sustitutiva, ya sea para eliminar una sensación de vacío o para contrarrestar la falta de comunicación. Desgraciadamente, esto es perjudicial para la sensibilidad auditiva, que se va dañando de manera gradual. A la larga, el ruido no es ningún consuelo, sino más bien todo lo contrario: cuando supera los noventa decibelios, el ruido daña las células pilosas del órgano de Corti, lo que, tarde o temprano, acaba disminuyendo la capacidad de audición. Los trastornos que afectan a ciertos profesionales son sólo la punta del iceberg, ya que los problemas de audición no solamente surgen en el entorno laboral, sino también en el tiempo libre.

Advertencias médicas

En el mundo occidental, el exceso de estímulos acústicos ha incrementado el número de trastornos auditivos. Y los jóvenes son los más afectados. Según los médicos, nos dirigimos hacia una sociedad con graves problemas de audición.

El médico neoyorquino Samuel Rosen ha centrado sus investigaciones en la capacidad de audición de distintos pueblos. Los resultados han sido estremecedores: a los veinticinco años, una persona que ha crecido en Estados Unidos ya oye peor que un sexagenario de una cultura tradicional africana.

En los países europeos, el panorama no es mucho más alentador. Se calcula que, en Alemania, más de catorce millones de personas padecen sordera o algún otro trastorno de la audición.

Según el otorrinolaringólogo Hans Michael Strahl, «si no hacemos nada para proteger nuestros oídos contra el ruido, dentro de cinco años habrá otros nueve millones de personas con problemas de audición. Y la mayor parte serán jóvenes».

> ♫ En Alemania, cada año aparecen unos 12.000 nuevos casos de trastornos de la audición. Y la tendencia va en aumento. Casi el 7% de los adultos acude al otorrino por problemas de oído. Pero se cree que el número de afectados es mucho más elevado.

Mima tus oídos

En el instituto Theodor-Heuss de Essen se llevó a cabo un experimento para disminuir la exposición al ruido. Como parte del proyecto, bautizado «Take care of your ears» (Mima tus oídos), los alumnos hacían ejercicios de audición durante las clases de música, para así aumentar la sensibilidad y la capacidad de rendimiento del oído. Sería muy deseable que otros colegios tomasen ejemplo de la iniciativa.

El ruido: un peligro para la salud

Pero el ruido no sólo afecta a las vías auditivas, sino que representa un riesgo para la salud en general. El ruido es una de las causas del estrés, y éste perjudica el organismo en su totalidad. La exposición prolongada es la principal causa de trastornos. Una hora de música alta no es precisamente un bálsamo para los oídos, pero vivir durante años en una calle con mucho tráfico o cerca de una autopista es mucho más grave, ya que el nivel de ruido en estas zonas es insoportable día y noche.

Cuanto más largo sea el tiempo de exposición al ruido, más dañino será el estrés para el cuerpo, la mente y el espíritu. Se ha comprobado que el ruido puede causar los siguientes trastornos:

- Nerviosismo e inquietud interior.
- Insomnio y trastornos del sueño.
- Cansancio, fatiga y estados depresivos.
- Trastornos del sistema inmune y pérdida de defensas contra las infecciones.
- Trastornos del sistema circulatorio e hipertensión.

Los altos niveles auditivos en exposición aguda (pensemos, por ejemplo, en las aglomeraciones que se producen en las grandes fiestas nocturnas) provocan pérdidas parciales de audición. Es lo que se conoce con el nombre de «trauma sonoro».

Dosificación de la música y el silencio

Muchos de los habitantes de las grandes ciudades sienten en carne propia los efectos de la exposición al ruido. Algunos hacen escapadas a lugares tranquilos. Pasear por el campo o retirarnos a un convento un fin de semana son dos maneras de disfrutar de las propiedades del silencio. El uso dosificado y consciente de la música (algo que tiene muy poco que ver con el ruido) produce efectos calmantes o tonificantes sobre el cuerpo, la mente y el espíritu, y, además, estimula la paz interior. La sobreestimulación acústica se debe sobre todo al ruido. A diferencia de éste, los sonidos musicales no son caóticos. Sus estructuras, basadas en las frecuencias fundamentales y en las armonías, son claras y sencillas.

Si escuchamos, por ejemplo, el «Andante» del *Concierto para piano n.º 21 en do mayor* de Mozart, sentiremos, ya en las primeras notas de la introducción, una profunda sensación de paz y tranquilidad. Si, además, nos tomamos una buena taza de té, no tardaremos en olvidar el ruido que nos rodea.

♫ Se calcula que, sólo en Alemania, existen unos ocho millones de personas que padecen zumbidos y que viven, por tanto, en un estado de intranquilidad permanente.

EL RUIDO EN LOS HOSPITALES

En Estados Unidos, las nuevas vías de experimentación se orientan hacia los pacientes de las unidades de cuidados intensivos. Mediante el uso de auriculares, se les mantiene aislados de los ruidos de los aparatos médicos (aparatos de respiración asistida, de electrocardiograma, etc.) durante todo el día. Los primeros resultados indican que el silencio acelera enormemente el proceso de curación.

Enfermedades del mundo moderno: la hipoacusia repentina y los acúfenos

En términos médicos, los acúfenos y la hipoacusia repentina son enfermedades psico-neuro-endocrino-inmunológicas del oído interno. Con este trabalenguas, los médicos quieren decir que desconocen sus causas verdaderas. Ambas enfermedades son cada vez más frecuentes, sobre todo entre los jóvenes.

- La hipoacusia repentina es una dolencia aguda. Normalmente afecta sólo a un oído (aunque también puede darse en los dos), y quienes la padecen tienen la sensación de que les hubiera entrado agua. La percepción acústica se ve muy perjudicada, debido a que se destruyen muchas de las células sensoriales del oído interno y dejan de oírse ciertas frecuencias.

- En el 90 % de los casos, la hipoacusia repentina está asociada a los acúfenos que también pueden aparecer de manera aislada y sin previo aviso. Los acúfenos se caracterizan por la percepción de sonidos en ausencia de estímulos acústicos objetivos. Es el propio cuerpo el que los genera. En la mayor parte de los casos, se trata de un error en la transmisión de información entre el oído interno y el cerebro. Sólo en un pequeño porcentaje de los casos los ruidos se deben a otras causas, como, por ejemplo, problemas de vascularización o actividades musculares que generan sonidos en el oído medio.

> ♫ Los ruidos con que se manifiestan los acúfenos pueden ser muy diversos: silbidos, zumbidos, susurros, martilleos, golpes o tintineos. Para algunos afectados, la enfermedad resulta insoportable. Algunas de sus consecuencias son la falta de concentración, las fobias, el insomnio y la depresión.

Causas inciertas

Las causas de los acúfenos y de la hipoacusia repentina siguen siendo motivo de controversia entre los médicos. Antes se creía que ambas enfermedades se debían a una mala circulación sanguínea y a lesiones en el oído interno, pero la tesis está ahora en entredicho. Se ha comprobado que los acúfenos no suelen deberse a problemas circulatorios (sobre todo en los enfermos de cierta edad).

El estrés, otro de los factores a los que suelen atribuirse estas patologías, es sólo una de las posibles causas. Y en cuanto a las lesiones del oído interno, muchas son consecuencia del ruido crónico.

Otros desencadenantes pueden ser:

- Patologías como el exceso de colesterol, la hipertensión arterial, ciertas alteraciones metabólicas, las infecciones víricas o (más infrecuentemente) los tumores.
- El alcoholismo, el tabaquismo o el uso inadecuado de fármacos.
- El dolor de cervicales o de mandíbula y el bruxismo (hábito de rechinar los dientes).

NO DEJES DE ACUDIR AL MÉDICO

Si sufres una pérdida repentina de audición o percibes ruidos extraños en el oído, acude enseguida al médico. Por lo general, las primeras semanas son decisivas para saber si un tratamiento dará buen resultado. En el caso de los acúfenos, la posibilidad de curación disminuye si los zumbidos persisten durante unos días, período tras el cual suelen volverse crónicos.

La musicoterapia en el tratamiento de los acúfenos

La música y la terapia sonora desempeñan un papel fundamental en el tratamiento de los acúfenos, sobre todo en los casos crónicos. Los acúfenos tienen su origen en un procesamiento erróneo de la información en el cerebro, así que las terapias psicomentales y sonoras suelen ofrecer resultados muy positivos. Pero para que el enfermo se beneficie de ellas, es necesario que aprenda a escuchar. Le será fácil hacerlo con piezas clásicas de autores como Bach, Vivaldi o Mozart.

Métodos terapéuticos

Trata de no prestar atención a los zumbidos. Intenta engañar al oído con alguna distracción acústica, para así relegar el zumbido a un segundo plano.

Las técnicas de distracción son algo más que una forma de pasar el rato. Tu organismo estará más relajado y tus oídos funcionarán mejor y de distinta manera. El fenómeno de la audición va mucho más allá de la simple recepción de ondas sonoras: es también una forma de comunicación que la música te ayudará a aprender. No dejes de escuchar tus piezas preferidas.

- Escucha y concéntrate en cada una de las voces, en los movimientos de la melodía y en las secuencias rítmicas.
- Trata de encontrar segmentos repetitivos y presta atención a las pequeñas diferencias, aparentemente insignificantes, que separan unos de otros.
- Intenta recordar la música que has escuchado últimamente. También puedes cantarla o tararearla.
- Intenta «aislar» instrumentos, pautas sonoras y timbres para percibirlos de manera individual.

También existen recopilaciones con piezas específicas para el tratamiento de los acúfenos con las que podrás enmascarar el zumbido.

CÓMO SUENA UN ACÚFENO

No es fácil explicar en qué consisten los acúfenos. Ésa es una de las dificultades con las que se encuentran quienes los padecen. Para solucionar este problema, en Alemania se emprendió una original campaña divulgativa: se estableció una línea telefónica a la que los interesados podían llamar para escuchar distintos tipos de zumbido.

Protege tus oídos

Cuando nos quejamos del ruido, no nos referimos a los conciertos de Mozart, sino al tráfico, los aviones, las obras y las zonas industriales o militares. Pero también los vecinos son una gran fuente de estrés sonoro: hoy en día, la mayor parte de las denuncias por ruido se debe al volumen excesivo de los equipos de música y televisores, al ladrido de los perros o a los portazos que tanto molestan cuando se dan a horas intempestivas.

Tolerancia al ruido: una cuestión de hábito

Algunas personas son menos sensibles al ruido que otras. El griterío de unos niños jugando, el ladrido de un perro o las fiestas de sus vecinos no les molestan lo más mínimo.

Cada cultura reacciona de manera diferente ante el ruido. Hay países en los que una riña nocturna en las escaleras de un edificio no suele alertar a los vecinos, mientras que, en otros, la policía tarda muy poco en llegar.

♫ El compositor Gustav Mahler era extremadamente sensible al ruido. Cuando componía en su casa de campo, incluso los cencerros de las vacas llegaban a molestarle.

¿Qué es el ruido?

Pero la tolerancia al ruido no sólo es cuestión de hábitos personales y sociales. También existen leyes que regulan los niveles de ruido y nos protegen de él.

Si quieres protegerte del ruido, deberías empezar por preguntarte qué efectos tiene la dosis que recibes diariamente. El nivel del ruido se mide en decibelios (dB). Consulta la tabla que encontrarás más adelante.

El umbral doloroso se establece en 130 decibelios, y la dosis mortal, en 180: nadie sobreviviría a una exposición de ese calibre.

Los peligros de la música demasiado alta

Como podrás comprobar en la tabla, hay niveles sonoros que suponen un riesgo para la salud. Como dijo el autor alemán Wilhelm Busch: «Si a veces la música no nos resulta agradable, es porque mantiene un vínculo estrecho con el ruido».

Las personas que suelen escuchar música muy alta en el coche o en sus hogares están poniendo en peligro sus oídos. Una exposición prolongada puede acabar provocando trastornos crónicos. Por desgracia, la percepción subjetiva del sistema nervioso no elimina el riesgo de sobreestimulación.

Después de escuchar música a un volumen de 65 decibelios (un volumen sólo ligeramente superior al umbral de audición) durante una hora, deberíamos descansar durante cuarenta y cinco minutos, para así reducir el nivel de estrés de nuestro organismo.

Los aficionados al rock, el punk o la música electrónica son el grupo de mayor riesgo. Su nivel de exposición al ruido hace que corran un peligro aun mayor que el de los músicos de rock y los *disc-jockeys,* ya que éstos, al igual que los percusionistas, los ingenieros de sonido y otros profesionales, se protegen con cascos especiales cuya existencia es poco conocida fuera de esos ámbitos.

Una cuestión de grado

Si el rock, el pop y la música electrónica dañan el oído de sus oyentes, la música clásica tiene el efecto contrario. La voz de un cantante de ópera puede alcanzar hasta 120 decibelios, pero en los auditorios el sonido se manifiesta a niveles soportables.

En las óperas y en los conciertos sinfónicos, no es el público quien más sufre, sino los músicos situados en la zona de los metales y de la percusión (por ejemplo, los intérpretes de instrumentos de cuerda de las últimas filas). No es extraño que los músicos profesionales visiten asiduamente la consulta del otorrino. Pero el volumen excesivo de la música (o los trastornos del ruido en general) no sólo provoca daños en el oído. También es una de las causas del estrés. Y el estrés debilita el organismo y ocasiona daños psíquicos y físicos.

NIVELES DE INTENSIDAD DE LOS SONIDOS DE NUESTRO ENTORNO

- 20 dB: tictac de un reloj de pulsera.
- 25 dB: susurros, pasos sobre una moqueta.
- 40 dB: oficina con poca actividad.
- 50 dB: conversación tranquila.
- 60 dB: habitación con radio y televisor encendidos.
- 70 dB: conversación en voz alta.
- 80 dB: calle concurrida.
- 90 dB: camión en marcha a unos metros de distancia.
- 100 dB: martillo pilón a una distancia de cinco metros.
- De 100 a 120 dB: discoteca, grupo de rock, reproductor de audio digital o equipo de música a un volumen alto.
- 140 dB: despegue de un avión de reacción.

Según las leyes, se consideran excesivos los niveles de ruido superiores a 90 decibelios.

A partir de este umbral, el ruido se juzga inaceptable. En caso de que estés expuesto a niveles peligrosos, no demores en tomar medidas para combatirlos.

Presta atención a tus oídos

Las enfermedades del oído nunca han de tomarse a la ligera. Si no se tratan o no se les presta suficiente atención, pueden acabar produciendo sordera total o parcial. Cuando se trata de ir al médico, es mejor pecar por exceso que por defecto.

A grandes rasgos, pueden distinguirse dos tipos de patologías: las del oído externo y las del oído interno. Entre las primeras se encuentran las siguientes:

- Malformaciones adquiridas del pabellón auricular (conocidas como otematomas), eczemas, furúnculos o inflamaciones de la piel del pabellón auricular y del conducto auditivo externo. No dejes de acudir al médico si tienes heridas, enrojecimientos o postillas, si éstas supuran, o si padeces inflamaciones dolorosas. Hasta las heridas externas de aspecto más inofensivo pueden llegar a atrofiar el pabellón auricular. El otematoma, conocido como oído en forma de coliflor, es típico de algunos deportistas (boxeadores, luchadores, futbolistas y jugadores de balonmano).

TAPONES DE CERA

Para extraer tapones de cera, acude siempre al especialista. En ningún caso trates de extraerlos tú mismo. No introduzcas objetos en el oído (ni siquiera bastoncillos). Los oídos se limpian por sí solos. El aseo únicamente está indicado en ciertos casos. Si lo necesitas, lávatelos con agua templada y sin jabón.

Las enfermedades o lesiones del oído interno son las siguientes:

- Perforación del tímpano, otitis media (más frecuente en los niños, aunque también puede afectar a los adultos), inflamación de la mucosa, hipoacusia, acúfenos y enfermedad de Ménière (desorden del equilibrio combinado con hipoacusia). Visita a tu médico en caso de dolores de oídos, hemorragias, secreciones de pus u otros líquidos, sensación de presión en el oído, pérdidas de audición repentinas o sensación de distorsión, percepción de ruidos extraños o alteraciones del equilibrio.

> ♫ Los tapones de cera pueden deberse a varias causas. En personas que están en contacto con grandes cantidades de polvo, éste puede mezclarse con la cera y endurecerse. Algunas personas producen más cera que otras. Una limpieza excesiva también puede aumentar su cantidad y provocar tapones.

Medidas de protección

Hay muchas maneras de proteger nuestros oídos y nuestra capacidad de audición. A continuación, encontrarás un listado en el que figuran las más importantes.

Los niños son especialmente sensibles a la contaminación acústica, así que evita que corran riesgos innecesarios. Recuerda que gran parte de las lesiones del oído son irreversibles. Y sin duda viviremos mejor si nuestros oídos están sanos y protegidos.

PROTECCIÓN DIARIA DEL OÍDO

- Cuanto más alta esté la música, menor debería ser el intervalo de tiempo de escucha. Después una hora de música a un volumen considerable, descansa durante cuarenta y cinco minutos.
- No pongas el reproductor de audio digital a un volumen excesivo: estos aparatos generan estímulos acústicos directos que son muy perjudiciales para el oído.
- Si quieres escuchar música en tu casa, hazlo con un buen equipo de música con altavoces de calidad. Cuanto más claro es el sonido, menos se sobrepasa el umbral de audición.

▶ Aunque los buenos auriculares son relativamente caros, podrás utilizarlos para disfrutar de un sonido claro y equilibrado a volúmenes muy bajos.

▶ Si sueles frecuentar locales o discotecas de rock, pop o tecno, deberías proteger tus oídos. Aunque basta con que te pongas unos algodones, los profesionales utilizan cascos especiales. Al diferencia de los tapones convencionales, son capaces de reducir el rango total de frecuencias; así, aunque el volumen se reduce, el sonido no pierde calidad.

▶ Cada vez que oigas la radio o las noticias (por poner un par de ejemplos), reduce un poco el volumen. Comprueba a qué volumen dejas de comprender los sonidos. Si utilizas esta técnica durante un tiempo, lograrás recuperar sensibilidad en el oído.

▶ Si vives en una ciudad grande o en una calle con mucho tráfico, instala doble ventanal para amortiguar el ruido.

▶ El agua es perjudicial para el oído. Cuando te duches, asegúrate de que no te entra demasiada agua. Y recuerda que incluso zambullirte en la piscina tiene sus riesgos: podría provocar una perforación de tímpano.

▶ Evita la exposición a niveles excesivos de ruido (carreras de Fórmula 1, fuegos artificiales, etc.). Una noche de fiesta puede bastar para causar un trauma sonoro con efectos permanentes. También es importante que trates de inculcar a tus hijos estas medidas de protección.

♫ Además de llevarse a la boca todo lo que encuentran, los niños pequeños también suelen introducirse objetos en la nariz o en los oídos. Si crees que tu hijo tiene algún cuerpo extraño en el oído, llévalo al pediatra o al otorrino. Sólo ellos están capacitados para extraérselo.

Pon a prueba tus oídos

Tómate un tiempo para contestar a las siguientes preguntas.

● ¿Tienes dificultades para seguir conversaciones en las que participan varias personas?

● Cuando vas al teatro, ¿sólo comprendes el texto cuando estás sentado en las primeras filas?

● ¿Te resulta difícil oír el tictac del reloj? ¿El sonido es más débil cuando lo escuchas con un oído que con el otro?

● ¿Oyes mal cuando hablas por teléfono?

● ¿Sueles pedir a tus conocidos que repitan palabras o frases que no has comprendido bien?

● Cuando vas caminando o en bicicleta y se aproxima un coche, ¿lo oyes sólo en el último momento?

● ¿Has dejado de oír sonidos agudos como el canto de los grillos en las tardes de verano? ¿Necesitas que otros llamen tu atención sobre ellos?

Si has respondido afirmativamente a varias de las preguntas anteriores, deberías plantearte acudir al otorrinolaringólogo para que te realice unas pruebas de audición.

> ♫ Al principio, las personas con dificultades de audición atribuyen su problema a los demás (creen que hablan demasiado rápido, que su acento es extraño, que hablan entre dientes...) o a su entorno (creen que, por ejemplo, el ruido les impide concentrarse). Por desgracia, el problema no está en el ambiente, sino en la pérdida de audición.

No tengas miedo a las pruebas

Hay distintos tipos de pruebas de audición, pero todas tienen algo en común: son completamente indoloras. Hace tiempo, las pruebas se realizaban en grandes salas en las que el paciente repetía palabras o cifras pronunciadas a diferentes distancias y volúmenes.

En la actualidad, los otorrinolaringólogos valoran la audición mediante pruebas que realizan con auriculares. El paciente escucha tonos graves y agudos, unas veces en su oído izquierdo, otras en el derecho y otras veces en los dos, y sólo tiene que indicar al médico cuándo es capaz de oír algo.

No tienes por qué asustarte si tu médico te aconseja que utilices un audífono. Ya no son esos objetos enormes que usaban nuestros abuelos. Los audífonos modernos son pequeñas maravillas funcionales y discretas cuyo uso no deberías rechazar.

Ten en cuenta que la sordera aísla mucho a las personas. Si utilizas un audífono podrás recuperar el gusto por la música y comunicarte mejor con los demás.

AUDÍFONOS

La mayor parte de los audífonos dispone de un micrófono minúsculo que capta las ondas sonoras y las transforma en corrientes eléctricas. Se colocan detrás del pabellón auricular y transmiten los impulsos eléctricos a través de un tubo conectado a un molde que se introduce en el conducto auditivo y amplifica los sonidos. Hoy en día, existen audífonos prácticamente invisibles o incluso con aspecto de pendiente.

Un pequeño ejercicio de audición

A fin de que vayas preparándote, cerraremos este capítulo con un ejercicio de audición.

Ejercicio
Sensibilización del oído

¿Sabes qué sensación auditiva produce el silencio? Haz una prueba. Cuando tengas un día libre, dedica unas cuantas horas a proteger tus oídos del ruido. Cómprate unos tapones en la farmacia y realiza el siguiente ejercicio:

1. Ponte los tapones mientras realizas las tareas del hogar: cuando pases el aspirador, estés leyendo el periódico, durante el desayuno o en tus ratos de ocio. También puedes ir a pasear al campo, en donde no correrás riesgos de ser atropellado. Por supuesto, no se te ocurra utilizarlos en lugares con tráfico, en los que tus oídos son un instrumento imprescindible.

2. Lleva los tapones durante tres o cuatro horas. ¿Cómo oyes los sonidos de tu entorno al cabo de ese tiempo? ¿Notas alguna diferencia? ¿Percibes mejor los sonidos o eres capaz de oír otros que antes pasabas por alto? Por lo general, este ejercicio de sensibilización aumenta la sensibilidad y la receptividad del oído.

3. Aunque dispongas de poco tiempo, haz el siguiente ejercicio: tápate los oídos todos los días durante un rato (un minuto será suficiente). No sólo oirás mejor; también tendrás más facilidad para concentrarte.

♫ No sólo el estrés y el ruido son perjudiciales para el oído. También los estimulantes son un factor de riesgo. Los estudios indican que el exceso de alcohol, café o nicotina puede dañar las células sensoriales del oído interno.

SEGUNDA PARTE

EL ARTE DE LA AUDICIÓN

Vivimos en una cultura que grita. Grita su propio nombre. Y lo hace con fuerza. Mira demasiado y escucha demasiado poco. Mira hacia el exterior, y apenas conoce lo que se esconde en el interior de las cosas, del ser, de los sonidos, de la belleza, del amor...
JOACHIM-ERNST BERENDT

Existen dos maneras de beneficiarnos del poder curativo de la música: la primera es tomar parte activa en la música e ir reuniendo experiencias rítmicas y sonoras; la segunda es limitarnos a escuchar música. A primera vista, parece que la segunda posibilidad es la más sencilla. Después de todo, la música nos ha acompañado desde el momento de nuestro nacimiento (e incluso desde antes). Quizá tu madre ya te cantaba nanas al oído. Y seguro que, cerca de tu cuna, tenías un reloj musical o una radio. En este apartado te enseñaremos a ser consciente de lo que escuchas.

7

CÓMO ESCUCHAR MÚSICA

Para poder escuchar música, es fundamental que nuestro oído esté más o menos intacto. Pero, aun en caso de que así sea, sólo seremos conscientes de lo que oímos si hemos ejercitado convenientemente nuestra capacidad de audición. Por lo general, estamos habituados a dejarnos bombardear por todo tipo de música, pero esto no basta para beneficiarnos de los efectos curativos del sonido.

Existen formas de oír más valiosas que la palabra más amable.
JOSEPH VON LIGNE

Desarrollar el oído

Si queremos beneficiarnos de todo lo que la música puede ofrecernos, tendremos que estar preparados para escucharla de un modo activo y consciente. Y eso es lo que tenemos que aprender.

Hoy en día, casi todas las personas han sufrido daños en su oído debido al nivel de exposición al ruido y a la constante estimulación acústica que han de soportar diariamente. El problema afecta incluso a los niños. De ahí la importancia que tiene desarrollar nuestros sentidos. En todo lo que olemos, saboreamos, tocamos, vemos y, por supuesto, oímos, se esconde una riqueza inagotable que deberíamos tratar de descubrir. Nuestro bienestar y nuestra actitud ante la vida están muy relacionados *con* la capacidad de atención y la receptividad sensorial.

Sin embargo, en la mayor parte de los casos sólo utilizamos los sentidos para lo imprescindible (en el trabajo y en nuestras actividades cotidianas, por ejemplo), como si no fuesen más que un mecanismo de supervivencia. Rara vez se piensa en ellos como instrumentos que deberíamos cultivar para estar más despiertos y vivir más intensamente, o como una posibilidad de llevar una vida más sana y tranquila, tanto física como psíquicamente.

La educación del oído

Hay una gran diferencia entre ver un paisaje a través de la ventana de un tren y «darse un paseo visual» por ese mismo paisaje. Sólo en este último caso veremos la hierba, los colores de las flores y de los árboles, la forma de las nubes y las colinas. Los pintores saben muy bien lo importante que es ser consciente de lo que vemos.

El filósofo inglés John Locke dice en su obra *Pensamientos sobre la educación*: «Los indios, a quienes llamamos bárbaros, conversan con mucha más educación y cortesía que nosotros: uno escucha al otro en silencio, hasta que termina de hablar. Y sólo entonces contesta, con tranquilidad, sin ruido ni agitación».

Oír y escuchar

El oído, al igual que la vista, también puede ejercitarse y cultivarse. Oír algo atentamente (escuchar) y hacerlo de manera superficial (oír) son cosas muy diferentes.

La eficacia de la audición depende de cómo asimilamos y procesamos lo que oímos. Desarrollar la capacidad de escucha es extremadamente sencillo: sólo necesitas oír muchas veces, y con los oídos bien abiertos, las piezas musicales que hayas escogido. Si la pintura es un buen ejercicio para la vista, la audición lo es para el oído.

Escuchar significa saber discernir entre lo que es y no es importante. Si podemos concentrar la mirada en un punto, también podemos aprender a percibir los distintos elementos de una melodía.

El arte de escuchar

Saber escuchar también es importante para la comunicación humana. Cuando hablamos con un amigo o con un compañero del trabajo, nuestra conversación será más efectiva y satisfactoria si escuchamos con atención. No es extraño que las personas que saben escuchar sean muy apreciadas por los demás, ya que se introducen en el patrón vibratorio del interlocutor. Pero en esta sociedad vertiginosa no abunda este tipo de personas. Es imposible escuchar bien cuando todos hablan a la vez. Para ello es necesario disponer de más tiempo y de una atención menos fragmentada.

Ejercicio
Ejercicios telefónicos

Seguro que haces varias llamadas telefónicas al día. El teléfono te servirá para ejercitar tu capacidad de escucha, y las llamadas personales te serán especialmente útiles para mejorar tu atención auditiva.

1. Concéntrate en la voz de la otra persona. No hables demasiado de tus asuntos. Haz preguntas al otro para así estimular su conversación.

2. Presta atención a lo que tu interlocutor está diciendo al otro lado de la línea. ¿Suele repetir ciertas palabras o expresiones? ¿Utiliza coletillas como «mmm» o «bueno» mientras se para a pensar entre frase y frase? Y sobre todo: ¿qué estado de ánimo puede deducirse de su voz? ¿Percibes, independientemente de las palabras, sus sentimientos o estados de ánimo? ¿Se ajusta el sonido de su voz a su estado anímico?

3. Fíjate también en los efectos que te provocan el ritmo y el timbre de voz de la otra persona.

Por supuesto, también puedes hacer ejercicios de escucha durante conversaciones «en directo». Pero por teléfono no ves a tu interlocutor, lo cual es una ventaja porque falta el lenguaje corporal y es más fácil concentrarse por completo en el sonido de la voz. Te asombrará cuántas cosas pueden averiguarse sobre los demás con sólo prestar atención a la voz y al sonido.

♫ Otra forma de bombardeo musical son las cintas grabadas que saltan cuando llamamos a una línea ocupada. En teoría, los sonidos que escuchamos durante la espera deberían animarnos y mitigar nuestra impaciencia.

Malos hábitos de escucha

Es posible que la causa de que a muchos de nosotros nos cueste tanto escuchar sea el bombardeo persistente al que nos someten los medios de comunicación a través de la radio y la televisión. Cuando el oído recibe demasiados estímulos, trata de adoptar medidas de protección, y por ello sólo reacciona con un cierto embotamiento. Gran parte de la música de fondo que suena en los supermercados, en los gimnasios o en las radios de los coches sólo se percibe de forma inconsciente.

Incluso las palabras pueden pasar por nosotros sin dejar rastro. En las parejas que han convivido durante años suele observarse el siguiente fenómeno: cuando uno cuenta algo, el otro finge que lo escucha, pero en realidad no sigue la conversación. Asiente con la cabeza, e incluso deja escapar de vez en cuando un «sí, sí, claro» mientras lee (por poner un ejemplo) el periódico. Al cabo de un rato, es evidente que no recuerda nada de lo que acaban de decirle. Por lo general, no se trata de un problema de memoria, sino de falta de atención al otro.

Por supuesto, no todo lo que llega a nuestros oídos merece nuestra atención. Pero sí la merecen algunas palabras y sonidos y, sobre todo, muchas obras de música clásica o moderna capaces de fortalecer la energía psíquica y física y de hacer que nos sintamos mucho mejor.

Por ese motivo te proponemos el siguiente ejercicio, con el que podrás aguzar tu sentido del oído.

A veces pienso que tendríamos que combatir el ruido como el cólera o la peste.
Robert Koch

Ejercicio
Cierra los ojos y abre los oídos

La concentración auditiva es mayor cuanto más aislado está el oído del resto de los sentidos. Si te tapas los ojos durante unos instantes, comprobarás que tu oído es más receptivo. Ya sabrás que los ciegos tienen un oído mucho más agudo y desarrollado que los videntes.

Mediante este ejercicio, renunciarás al sentido de la vista por unos momentos, para así concentrarte únicamente en el oído. Puedes realizarlo ahora mismo.

1. No salgas de casa durante los próximos quince minutos. Siéntate en una silla y cierra los ojos. ¿Qué es lo que oyes? Presta atención a todas las señales acústicas que seas capaz de recibir. ¿Oyes el ruido del tráfico o de los aviones o el zumbido suave del frigorífico? ¿Oyes los sonidos de la naturaleza, como el viento o el trino de los pájaros?
2. ¿Qué ocurre cuando escuchas de este modo? ¿Oyes los sonidos con más claridad o te resulta difícil reconocerlos? Al

cabo de un rato, ¿oyes sonidos que no percibías al principio del ejercicio?

3. Con la ayuda de otra persona, puedes hacer una variante de este ejercicio. Déjate guiar por la ciudad o por un bosque. Cierra los ojos, coge de la mano a tu compañero y pídele que te lleve con cuidado. Escoge un tramo poco accidentado (que no tenga escalones ni obstáculos de ningún tipo). Concéntrate en los sonidos de tu entorno. El ejercicio te resultará más sencillo si lo realizas en una zona peatonal o en senderos en los que no haya desniveles.

ESCUCHA EL CANTO DE LOS PÁJAROS

Date un paseo por el campo y abre bien los oídos: oirás toda una sinfonía ornitológica. Hay aves capaces de entonar melodías muy complejas, mientras que otras sólo se centran en determinados tonos. Otras cantan para comunicarse (a un canto de llamada se sucede otro de respuesta). Si, además de escuchar el canto de las aves, quieres saber a qué especie corresponde cada uno, existen grabaciones que podrás escuchar en tu casa antes de salir al campo.

♫ Cuando ejercites tu capacidad de escucha, trata de distinguir qué notas o voces son las principales y cuáles las secundarias. Con un buen entrenamiento, podrás aislar y diferenciar cada una de las voces de una determinada pieza.

8

LA ESCUCHA COMO TERAPIA

Los sonidos pueden condicionar la mente humana. Si un bebé se acostumbra a una determinada nana, la asociará automáticamente a sensaciones como el sueño, la tranquilidad o la seguridad, y los sonidos que escuchamos en nuestra niñez suelen evocar sentimientos de aquella época en la edad adulta. Para aprovechar al máximo el poder curativo de la música debemos aprender a escuchar. Y para ello tendremos que aprender a dominar las técnicas de la escucha activa y de la audición constante, para así conocer la diversidad que contienen los sonidos. Además, los ejercicios de audición estimulan la musicalidad.

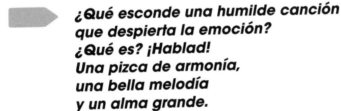

¿Qué esconde una humilde canción
que despierta la emoción?
¿Qué es? ¡Hablad!
Una pizca de armonía,
una bella melodía
y un alma grande.
MARIE VON EBNER-ESCHENBACH

Concentración y recogimiento interior

La escucha activa y consciente tiene una ventaja frente a la superficial: la atención se vuelca completamente en lo que oímos. De este modo, la concentración mental (requisito imprescindible para la escucha consciente) va desarrollándose poco a poco. La sobreestimulación y los malos hábitos de escucha son la causa de que la mayoría de la gente tenga muy poca capacidad de escucha y no tarde en «desconectar» cuando ha de oír algo durante mucho tiempo. Como consecuencia, la capacidad de escucha activa y de audición consciente se va perdiendo progresivamente. Hoy en día, esta falta de concentración se aprecia incluso en los niños. Pero, para aprender a escuchar bien, tenemos que ser capaces de concentrarnos en lo que oímos.

Escuchar es también una forma de recogimiento interior. Al hacerlo, nos abstraemos de los estímulos que no nos interesan para concentrarnos en el efecto de ciertos sonidos. De este modo, la escucha se convierte en terapia, en un medio para encontrar la calma, recargar energías y estimular los procesos curativos psíquicos y físicos.

Los sonidos de la naturaleza

En la naturaleza existe un mundo sonoro ajeno al ruido de los motores, las obras y las grandes ciudades. Aunque vivas en un entorno urbano, deberías hacer lo posible por escaparte al campo de vez en cuando. Es muy recomendable darse un paseo por el bosque o el campo los fines de semana.

Por lo general, tendemos a percibir la naturaleza de un modo visual. Pero también sus sonidos son muy atrayentes y, además, tienen efectos curativos sobre el cuerpo y la mente. Incluso el mercado discográfico es consciente de ello: abundan las recopilaciones de música relajante con grabaciones de sonidos de la naturaleza (los llamados *samples*). Muchos oyentes se han beneficiado de este tipo de músicas, cuya base es la repetición de los sonidos cada muy pocos segundos. Pero la riqueza y complejidad de los «sonidos en directo» es mucho mayor que la de los «sonidos en conserva», y lo mismo ocurre con sus efectos curativos.

Ejercicio
Escucha los sonidos de la naturaleza

Cuando des un paseo por el campo, no olvides ejercitar la técnica de la audición consciente. La naturaleza está llena de sonidos, y cuanto más te concentres, mejor podrás distinguir cada uno de ellos. El siguiente ejercicio también puede realizarse en lugares urbanos, como, por ejemplo, un parque tranquilo.

1. Escucha los diversos sonidos del viento: un suave murmullo, el silbido del aire que cruza una puerta, un fuerte bramido o la furia desatada de una tormenta.
2. Presta atención al susurro de los árboles y de las hojas. En otoño, intenta distinguir los diferentes sonidos que provocan tus pisadas sobre un lecho de hojas secas. O siéntate en la playa y escucha el sonido de las olas que el mar arroja a la orilla. Escucha el chapoteo de la lluvia y el sonido del granizo, de una tormenta, de un río o de un arroyo.
3. Cuando tengas unos minutos, siéntate y relájate. Cierra los ojos y escucha el sonido del viento o de la lluvia. Te sentirás más unido a la naturaleza y darás a tu cuerpo la oportunidad de recuperar el orden perdido.

Un consejo: cuando ya estés familiarizado con los sonidos de la naturaleza, podrás aplicar los ejercicios a tu propio cuerpo, muy especialmente a la respiración. Así lograrás niveles de concentración más altos.

Cuanto más relajado estés, mejor distinguirás los sonidos. El estrés se superpone a los sonidos de la naturaleza (al zumbido de los insectos, por ejemplo) y dificulta la percepción del sonido en su totalidad.

Ejercicio
Escucha tu respiración

Este ejercicio te ayudará a perfeccionar tus técnicas de escucha y a desarrollar tu intuición auditiva. Sólo necesitas unos minutos en los que puedas estar tranquilo y relajado. Elige una habitación lo más silenciosa posible y en la que nada ni nadie vaya a molestarte.

1. Túmbate en una cama o sofá o, si prefieres estar erguido, siéntate en una silla. Cierra los ojos y escucha tu respiración.

2. Ponte las palmas de las manos sobre el abdomen y escucha el sonido de tus inspiraciones. La respiración no siempre es igual de audible: unas veces es intensa y otras, suave. Si te concentras, podrás escuchar el sonido de las inspiraciones y las espiraciones en la nariz e incluso en la faringe.

3. Fíjate en cómo sube y baja tu abdomen con cada inspiración y espiración. El movimiento y el sonido de la respiración pueden fusionarse en un mismo nivel de conciencia, algo que no sólo es agradable y beneficioso, sino que, al cabo de muy poco tiempo, te permitirá alcanzar estados de conciencia cercanos a la meditación y olvidar tus problemas.

4. Escucha tu respiración durante unos minutos y observa qué cambios se producen en tu bienestar y en tu estado anímico.

♫ Aunque parezca increíble, sólo es necesario algo de práctica para poder escuchar los sonidos de nuestro cuerpo (el sube y baja del abdomen, por ejemplo). Hay una gran diferencia entre la escucha superficial y la escucha profunda.

Desarrollo del oído musical

Si te gusta la música, pero aún no has alcanzado el desarrollo auditivo necesario para apreciarla, deberías ir preparándote para asimilar el mundo sonoro e interpretativo de las distintas obras. Piensa en el cuidado que pone un gourmet en la preparación de cada plato: los amantes de la música clásica dan la misma importancia a la interpretación de una pieza.

Por supuesto, en última instancia todo es cuestión de gustos. Pero también hay categorías, y no es lo mismo una ganga de procedencia desconocida que una buena grabación musicalmente valiosa. En muchos casos, los músicos de una grabación no son parte de una verdadera orquesta, sino que se han reunido un tanto al azar para tocar determinadas piezas bajo la batuta de un director más o menos conocido. Vale la pena prepararse para saber qué grabaciones pueden o no satisfacernos.

Sorprendentemente, incluso las personas que no están habituadas a escuchar música clásica suelen ser capaces de separar el grano de la paja.

Te proponemos un experimento muy sencillo: cuando tengas la oportunidad, escucha en directo alguna sinfonía célebre, como la *Sinfonía Júpiter* de Mozart (sinfonía n.º 41 en do mayor) o la *Pastoral* de Beethoven (conocida como «la sexta»), interpretada por una orquesta de renombre y en un buen auditorio. No dejes pasar mucho tiempo, y escucha la misma obra interpretada por una orquesta de principiantes o de músicos no profesionales: sin duda apreciarás la diferencia.

ALGUNOS INTÉRPRETES CÉLEBRES

- Glenn Gould: obras para piano de Bach.
- Friedrich Gulda y Maria João Pires: obras para piano de Mozart.
- Alfred Brendel: obras para piano de Beethoven.
- Sergiu Celibidache y Günter Wand: sinfonías de Bruckner.
- Roger Norrington, sir Georg Solti y Nikolaus Harnoncourt: sinfonías de Beethoven.
- Bruno Walter y Leonard Bernstein: sinfonías de Mahler.
- Lorin Maazel, Rafael Kubelik y Claudio Abbado: sinfonías de Brahms.

Ejercicio
Escucha distintas grabaciones

Hazte con dos o tres grabaciones de una misma obra: una de renombre y otra de bajo presupuesto. Escoge una obra de fácil comprensión, como puede ser *El mar*, de Claude Debussy, de la que existen varias grabaciones destacadas: la de la Concertgebouw Orkest de Amsterdam dirigida por Bernard Haitink en 1979 o la de la orquesta de Cleveland dirigida por Pierre Boulez en 1993.

1. Escucha toda la obra o, si lo prefieres, sólo los compases iniciales de cada una de las interpretaciones. ¿Percibes las diferencias de calidad? ¿Hay pasajes que escuchas con más claridad en una de las grabaciones? Y los instrumentos de cuerda y de viento, ¿suenan con más nitidez en una que en otra? ¿Qué instrumentos son los principales?
2. ¿Qué efectos te provoca la música? ¿Cambian según la versión? ¿Te sienta una mejor que otra? ¿Tienes la sensación de que una de las grabaciones te transmite más energía?

♫ Incluso en los supermercados podrás encontrar grabaciones a precios muy bajos. Los ejercicios de audición apenas te supondrán ningún gasto. Déjate asesorar por expertos. No todas las grabaciones baratas tienen que ser necesariamente malas.

Consejos para la musicoterapia pasiva

Si para ti la música es algo más que un pasatiempo y quieres utilizarla a fin de mantener o estabilizar tu salud física y mental, necesitarás una gran capacidad de concentración.

A diferencia de la musicoterapia activa, que se utiliza para armonizar la personalidad, la audición es un proceso relativamente pasivo.

Pero «pasivo» no es sinónimo de «no participativo». Aunque exteriormente permanezcamos inactivos, sí existe actividad interior: toda nuestra atención estará centrada en la música para percibirla de manera consciente.

En el momento en que hayamos desarrollado nuestra capacidad de escucha, la música desplegará todo su poder curativo y sus múltiples efectos positivos. El arte de escuchar requiere mucha práctica. Si haces caso a las siguientes indicaciones, no sólo ejercitarás tu capacidad de escucha, sino que además irás reuniendo los requisitos necesarios para activar procesos curativos a través del oído.

¿Grabaciones o auditorios?

Antes de nada, decide cómo prefieres escuchar música. En casos de autoterapia, lo más sencillo es recurrir al equipo de música que tengamos en casa. Así tendremos la ventaja de poder escuchar música y ponernos cómodos a cualquier hora del día. Sería prácticamente imposible asistir a un concierto todos los días. Si quieres utilizar la música para combatir tus miedos, aumentar tus defensas o aliviar el dolor, es muy importante que la escucha se convierta en algo habitual.

En cuanto a requisitos técnicos, sólo podremos disfrutar verdaderamente si tenemos un buen equipo. El sonido dependerá, sobre todo, de la calidad de los altavoces. Aunque no esté entre nuestros propósitos escuchar música a mucho volumen, merece la pena comprar un equipo que cuente con una buena acústica tanto en las frecuencias agudas como en las graves. Y no estaría de más que tuviese un ecualizador, para así poder mejorar cada frecuencia y las características del sonido en general.

Si quieres usar auriculares, compra unos de buena calidad que te resulten cómodos y rodeen bien el pabellón auricular. Los auriculares te aislarán acústicamente del mundo exterior y te permitirán sumergirte de lleno en la experiencia musical.

Aun así, asiste a conciertos de música clásica siempre que puedas. La música en directo es un estímulo extraordinario. La atmósfera del auditorio y las vivencias que comparten los músicos y el público multiplican el efecto de los conciertos. Directores como Sergiu Celibidache y musicoterapeutas como John Diamond no han dejado de insistir en ello. Cada concierto es una experiencia única que permite vivir todo un flujo de sonidos «en vivo y en directo». Y, si quieres, también puedes relajarte, cerrar los ojos y dejar que la música actúe sobre ti.

♫ La elección es tuya: una orquesta de renombre o una de músicos no profesionales. Los profesionales tienen un precio, pero merece la pena disfrutar de un buen concierto de vez en cuando. No sólo tu oído te lo agradecerá.

Preparación interior y exterior

Para que la música pueda tener efectos terapéuticos, es importante que te sientas bien al escucharla. Busca un entorno lo más agradable posible. Ponte cómodo en un sillón o sofá o siéntate en el suelo. Busca una postura que favorezca la relajación y la concentración. Si te tumbas, corres el riesgo de quedarte dormido.

Necesitarás una luz y una temperatura agradables. Desconecta todo lo que pueda ser causa de perturbaciones (por ejemplo, el teléfono). Si quieres añadir tranquilidad al entorno, puedes encender una vela o poner unas flores sobre la mesa. De este modo, facilitarás la labor de tu «médico interior».

Pero no sólo el exterior es importante. También tienes que prepararte interiormente. Si vienes de la oficina o acabas de salir de un atasco, estírate, inspira y espira profundamente varias veces y haz un par de ejercicios de relajación.

Cuando te hayas desprendido de la tensión acumulada y hayas alcanzado un buen nivel de tranquilidad interior, siéntate a escuchar la música que te apetezca. Cuanto más relajado estés, mejores serán los efectos.

Ejercicio
Escucha con todo tu cuerpo

Una vez que hayas logrado crear una atmósfera agradable y te hayas puesto cómodo, enciende el equipo de música e intenta centrar toda tu atención en los sonidos.

1. Cierra los ojos, deja que tu respiración fluya libremente, no pienses en el pasado ni en el futuro y concentra toda tu atención en la música. Al principio, los ejercicios te resultarán más sencillos si escoges piezas cortas. No trates de escuchar de repente toda una sinfonía: dedícate sólo al primer movimiento o a los primeros minutos de la pieza.
2. Intenta sumergirte totalmente en la música. Abre tu corazón y entrégate a los sonidos. Si, además, la escuchas con una sonrisa en los labios, aumentará la eficacia del ejercicio.
3. Escucha la música sin juzgarla ni analizarla. Evita pensamientos como «esta parte me gusta», «aquí el ritmo es más rápido», etc. Concéntrate sólo en escuchar. Limítate a dejar que la música haga efecto en tu interior.
4. ¿Qué reacciones observas en tu cuerpo? ¿Notas cambios en tu respiración? ¿Se vuelve más rápida o más lenta? ¿Se te acelera el pulso? ¿Te sientes más relajado? Y analiza qué efectos tiene la música sobre tus sentimientos. ¿Altera tu estado de ánimo? Si es así, ¿te sientes mejor?, ¿te causa malestar?

Si utilizas auriculares, procura escuchar la música bastante baja. Está comprobado que, a la larga, escuchar música a mucho volumen y con auriculares provoca graves trastornos.

Redescubre lo que ya conoces

La música afecta sobre todo al subconsciente. Su efecto es positivo incluso durante las horas de sueño. Pero también es importante ser consciente de los cambios que provoca.

Si has escogido una determinada pieza para combatir el nerviosismo y notas que «funciona», escúchala varias veces más. Para conocer bien una pieza y aprender a apreciarla, no basta con escucharla una vez. Ocurre lo mismo con los amigos: no los vemos una sola vez, sino muy a menudo. La música clásica es un mundo muy complejo. Hay elementos (las segundas voces, los sonidos subliminales, los cambios de ritmo o las armonías en las que se basa una melodía) que sólo es posible descubrir con el tiempo. Con cada descubrimiento, aumentará nuestro gusto por la música y la satisfacción que ésta es capaz de proporcionarnos.

Cuando ejercites la escucha activa, es necesario que enfoques la conciencia hacia distintos aspectos de la música: no sólo se trata de escuchar los sonidos, la melodía y el ritmo. Presta atención a los grupos de instrumentos, a las pausas y al tono de la obra, e intenta captar la respiración de la música.

Cuando hayas terminado los ejercicios, no vuelvas a la rutina sin hacerte las siguientes preguntas: ¿Cómo te sientes después de escuchar una determinada pieza? ¿Tienes más fuerza o más energía? ¿Estás más relajado, notas cambios en tu cuerpo o la música ha despertado ciertos sentimientos? ¿Qué ha cambiado?

> ♫ Si no te gusta la música clásica, también puedes utilizar temas de jazz en tus ejercicios. Por su riqueza rítmica y sonora, el buen jazz es para el oyente una fuente inagotable de sensaciones.

Ejercicio
Escucha interior

Todos podemos escuchar nuestro interior. Aunque no tengas demasiado sentido musical, puedes tararear cualquier cancioncilla conocida sin necesidad de mover los labios. Cuando cerramos los ojos, podemos imaginar un paisaje. Del mismo modo, nuestro «oído interior» nos permite oír sonidos y melodías.

1. Escucha una pieza musical breve (por ejemplo, un movimiento de una sinfonía de Mozart o de Haydn) varias veces consecutivas. Es importante que la pieza no dure más de unos minutos.
2. Cuando la hayas escuchado tres o cuatro veces, intenta oírla en tu interior. Apaga el equipo de música y trata de reconstruir la música en tu cabeza. Haz lo posible por recordar la melodía y el ritmo.
3. Tararea suavemente algún pasaje pegadizo o haz tamborilear los dedos al ritmo de la música (puedes darte golpecitos en el muslo o hacerlo en el borde de una mesa). No desesperes cuando no seas capaz de recordar una parte. Vuelve a escuchar la pieza unas cuantas veces más.
4. Los directores de orquesta son capaces de escuchar en su interior sinfonías enteras. Incluso pueden dirigirlas de memoria (aunque no es necesario que lo hagan). Cuanto más ejercita la capacidad de percibir internamente la música, antes podrás desarrollar tu musicalidad. Cuando te encuentres en una situación difícil, podrás escuchar piezas breves sin necesidad de recurrir a ninguna grabación. Sólo tendrás que concentrarte en la escucha interior. Los beneficios de esta técnica son igual de efectivos que los de la música que escuchas en tu equipo de música.

Ejercicio
Distintas posturas

Intenta averiguar qué posturas te sientan mejor cuando escuchas música. ¿Cómo estás más relajado, sentado en un sillón o tumbado en el sofá? ¿Sientes necesidad de moverte?

1. Elige una pieza breve. Escúchala una vez tumbado, otra sentado y otra de pie.
2. ¿Cómo afectan las distintas posturas a tus sentimientos, a tus pensamientos y a tu tono muscular? ¿Cómo te sientes mejor? ¿Te resulta más fácil relajarte si estás tumbado, o te entra sueño y prefieres estar sentado o incluso de pie?
3. Escucha la misma música con los ojos abiertos y cerrados. Por lo general, al cerrar los ojos aguzamos nuestra capacidad de audición, pero hay personas que prefieren tener los ojos abiertos. Averigua cuál es tu caso. Con el tiempo, tu mente y tu cuerpo aprenderán a reconocer determinados sonidos, y cada pieza te despertará los mismos sentimientos cada vez que la escuches.

JUEGA A SER DIRECTOR EN TU PROPIA CASA

Elige un disco que te apetezca escuchar, ponte de pie y empieza a dirigir. Mueve las manos y los brazos al ritmo de la música. Arrodíllate, estírate o balancea el tronco. Si quieres, puede empezar a bailar (ventajas de no ser un auténtico director) y dejar que todo tu cuerpo exprese el ritmo de la pieza. Analiza todas tus sensaciones corporales. ¿Qué es lo que te sienta bien?

9

EL PODER CURATIVO DE LA MÚSICA CLÁSICA

Todos los hallazgos científicos sobre los efectos curativos de la música apuntan hacia una misma dirección: la música clásica es, con mucho, el medicamento más eficaz de la «farmacia musical». Para beneficiarnos de sus propiedades, es importante elegir piezas que nos afecten de un modo profundo y sean capaces de provocar reacciones psicoemocionales.

 La música provoca una determinada vibración que, indefectiblemente, genera también una reacción física. Cada uno de nosotros tiene que encontrar y disfrutar su propia vibración.
GEORGE GERSHWIN

Armonía para el alma

La búsqueda del fármaco adecuado es el primer paso de todas las terapias. La curación depende mucho de que hallemos o no un medio que se ajuste a nuestras necesidades terapéuticas y de que el paciente se sienta cómodo con el tratamiento.

Cuando queremos utilizar la música para mejorar nuestra salud física o mental (por ejemplo, para acelerar o reforzar los procesos de curación), tenemos que convertirnos en «sanadores musicales».

Es evidente que el uso terapéutico de la música nunca puede sustituir al tratamiento médico convencional. Pero sí podemos «automedicarnos» y usar la música para aumentar nuestras defensas, activar nuestra energía vital y encontrar la armonía, para así estimular los procesos físicos de curación o aliviar el dolor.

Las obras de compositores como Bach, Mozart, Haydn o Beethoven se caracterizan por su gran claridad de expresión. Su música está simétricamente construida y prescinde de disonancias y de sonidos complejos. Las estructuras claras, armónicas y matemáticas no sólo son típicas de la época barroca. También están presentes en el clasicismo vienés.

Las reglas de la composición

Antaño, las reglas de las distintas escuelas de composición eran muy estrictas. No había espacio para la improvisación: el papel de las distintas voces de la polifonía, el uso de la armonía, la construcción formal o la instrumentación obedecían a normas fijas. Pero, aun ajustándose a las normas, los compositores lograron dar salida a su creatividad. Sorteaban las dificultades formales con una libertad sorprendente, algo que pone de manifiesto su genialidad. Pero los pasajes claros y fuertes no sólo aparecen en Bach, Mozart o Beethoven, sino también en compositores posteriores: en la música vigorizante y enérgica de Brahms, Bruckner y Mahler o en la expresividad de la obra de Chopin, Tchaikovski o Antonin Dvorak. Incluso la música pictórica y colorista de impresionistas como Ravel o Debussy es terapéuticamente útil.

No puede decirse lo mismo de las obras de los compositores contemporáneos, que rara vez pretenden algo más que provocar. Aunque también existen estilos que constituyen una excepción y que, por su construcción armónica y simétrica, sí pueden utilizarse con fines terapéuticos. Nos referimos, por ejemplo, a la música de compositores minimalistas como Steve Reich, Philip Glass o Michael Nyman.

Las disonancias no curan

La polémica sobre la música contemporánea no está ni mucho menos cerrada. En una entrevista que concedió poco antes de morir, el pianista Friedrich Gulda, un músico extraordinariamente versátil, le dio el calificativo de «insulto a la especie humana». Si algo está claro, es que las composiciones contemporáneas no se prestan al uso terapéutico. Esto no quiere decir que las obras repletas de disonancias y parcialmente caóticas de compositores como Maurizio Kagel, Luigi Nono o Krzysztof Penderecki sean artísticamente despreciables. En el terreno de lo terapéutico, lo importante no es emitir valoraciones artísticas, sino buscar obras energéticas que se ajusten a nuestros propósitos.

No es casualidad que en las clínicas, en las consultas o en las sesiones de psicoterapia se utilice música de Bach, Brahms y otros compositores «clásicos». Los psicoterapeutas e investigadores que, durante décadas, han estudiado los usos y aplicaciones de la música no han dejado de comprobar las propiedades curativas de la música clásica.

Como señala Thomas Verny en su libro *La vida secreta del niño antes de nacer*, los estudios han demostrado que el niño reacciona a músicas como el rock en el vientre de la madre: el latido cardíaco se acelera y el niño patalea más de lo habitual. Por el contrario, cuando la mujer embarazada escucha música de Mozart o de Vivaldi, el niño se tranquiliza y se relaja.

El doctor Alfred Tomatis, que ha investigado los efectos curativos del sonido durante décadas, está convencido de las propiedades positivas de la música de Mozart. Es posible que los éxitos terapéuticos que ha conseguido gracias a la música del compositor se deban, por un lado, a su claridad y a su transparencia, y por otro lado, a las altas frecuencias y al carácter chispeante de sus melodías, que favorece la actividad del hemisferio cerebral derecho (el hemisferio creativo).

Ya en la Antigüedad, algunas culturas desarrolladas conocían los efectos curativos del sonido. En la antigua China, los médicos utilizaban los sonidos, los egipcios usaban sus conocimientos sobre la armonía del sonido para edificar edificios capaces de transmitir energía y los pueblos árabes siempre han tratado a los enfermos con música antes de recurrir a otros métodos de curación.

HALLAZGOS ESPECTACULARES

En Francia, un grupo de agricultores puso sus vacas al servicio de la investigación durante varias semanas. Cuando Mozart sonaba en los establos, la producción de leche aumentaba. Cuando las vacas escuchaban rock, se apreciaba el efecto contrario. Aun así, también hay que señalar que los investigadores del instituto Weihenstephan de la Universidad Politécnica de Múnich comprobaron que, al cabo de seis semanas, el rock y la música de Mozart dejaban de afectar a la producción láctea.

Las experiencias realizadas con plantas también avalan los efectos positivos de la música clásica. La música de Bach o de Vivaldi acelera su crecimiento, mientras que el rock o el pop las hace languidecer.

Vivir sano, oír sano

Elegir lo que oímos se asemeja a elegir lo que comemos. Las músicas (sustituya la palabra por «dietas») con efectos dinamizadores y vigorizantes que nos ayudan a liberar energía son, en general, muy positivas, mientras que las músicas (o dietas) pesadas que nos roban energías tienen el efecto contrario. Pero ¿en qué casos puede decirse de una música que nos «roba» energía? También en este caso, los resultados de las investigaciones son reveladores.

Los musicólogos y físicos que se han dedicado al estudio de la música han comprobado que los doce tonos fundamentales se encuentran en forma de vibración en el microcosmos y el macrocosmos. Esto significa que, en uno de esos tonos cósmicos, las células humanas vibran con la misma intensidad que las estrellas del Cosmos. Cada persona tiene su propia tonalidad, que está en armonía con los doce tonos fundamentales.

Los efectos curativos de la música no sólo se aprecian en el ámbito de la musicoterapia. Médicos, músicos profesionales, neurobiólogos y físicos han llegado a la misma conclusión: el mundo es sonido.

Vibraciones naturales

La música es sonido, y el sonido, vibración. Aunque no seamos conscientes de ello, el organismo humano vibra constantemente. Cuando nos exponemos a una música cuya composición obedece a esa armonía cósmica, activamos la circulación de energía, y el cuerpo y la mente vibran al unísono.

Estas vibraciones naturales no están presentes en la música electrónica, en la que han sido sustituidas por ritmos y sonidos fuertemente disonantes (como los propios del tecno) que perturban de modo notable el campo energético natural. Distorsionan la auténtica vibración del organismo y destruyen las células. Cuando oímos este tipo de música, el cuerpo tiende a sentirse mal de una manera instintiva.

Pero no es extraño que los jóvenes se sientan tan atraídos por ella. Para muchos, los tonos fuertes y agresivos que la caracterizan son la expresión de lo que hay en su interior: disonancia, frustración, temor, agresividad, inseguridad... Los gustos musicales son siempre muy reveladores. Quizá la música clásica no esté entre las más apreciadas, pero su vibración tiene efectos curativos.

Bastante a menudo, las personas que padecen graves trastornos físicos o psíquicos se rebelan contra las vibraciones curativas, un fenómeno que también es frecuente en el ámbito de la psicoterapia: un paciente rechaza la ayuda porque ésta supone cambios en su rutina. Pero, para alcanzar o conservar la salud física y mental, siempre ha de existir voluntad de cambio.

Pierde el miedo a lo clásico

Hay culturas, como la africana o la hindú, acostumbradas a la música que nosotros llamamos étnica. Del mismo modo, la música clásica forma parte de los hábitos auditivos europeos y americanos. Por nuestras raíces, nos resulta mucho más fácil acceder a grabaciones de música clásica que a las ragas hindúes o al gamelán balinés.

Es lógico pensar que los efectos curativos de la música clásica se deben, en parte, a los hábitos de escucha que han sido dominantes en nuestra cultura. Sería interesante investigar si, en otras culturas, las reacciones a la música de Mozart o de Bach son tan positivas como en la nuestra.

Sorprendentemente, los efectos curativos y equilibrantes de la música clásica no se ven perjudicados por el hecho de que el oyente no sea especialmente aficionado a ella. Esto puede deberse a los principios de este tipo de música. El juego constante de consonancias (sonidos eufónicos) y disonancias (sonidos cacofónicos) genera pequeñas y grandes tensiones que no tardan en liberarse. Estas subidas y bajadas de tensión, así como las vivencias musicales que despiertan las obras clásicas, estimulan la sensibilidad. La música clásica es como una vida en miniatura: nos permite vivir intensamente sentimientos como la beatitud, la felicidad, la tristeza, el dolor o la redención.

♫ También los tonos y las estructuras armónicas de la música tradicional tienen efectos curativos. Las preferencias y las peculiaridades culturales desempeñan un papel muy importante, ya que la música tradicional es, en definitiva, la expresión de una determinada idiosincrasia.

A cámara lenta

Por desgracia, hoy en día la música clásica está rodeada de un halo de escepticismo. Debido a los hábitos que han ido adquiriendo en la niñez y en la adolescencia, muchas personas nunca han estado en contacto con ella. Y a diferencia de la música ligera o comercial, la música clásica sólo es accesible a quienes están mínimamente familiarizados con ella. Piensa que es imposible hacerse un experto en vinos en unos días. Convertirse en aficionado a la música clásica también lleva su tiempo. Pero si quieres disfrutar de la riqueza de las obras clásicas, el camino es muy sencillo: sólo tienes que escucharlas.

♫ En ciertos ambientes, la música clásica está mal considerada porque se asocia a la alta burguesía. Es cierto que para comprenderla es necesaria una buena formación. Pero su escucha y su disfrute están al alcance de cualquiera.

Sé constante

Sólo con constancia llegarás a familiarizarte con las obras clásicas. Al cabo de un tiempo, el secreto de esta maravillosa música se desplegará ante ti. La música clásica está llena de fuerza, y sigue tan vigente como en la época de su composición. Una sinfonía de Mozart despierta hoy las mismas sensaciones que hace dos siglos. Eso sí: sólo los oídos experimentados son capaces de tenerlas. La amplitud de la música clásica puede ser imponente hasta para quienes la conocen, pero no te dejes amedrentar. No es tan difícil acceder a ella.

Si aún eres un «novato», no se te ocurra sentarte durante varias horas en un auditorio a escuchar, por ejemplo, la sexta sinfonía de Gustav Mahler. Al principio, tampoco es una buena idea que te dediques a compositores del siglo xx como Arnold Schönberg o Karl Amadeus Hartmann, demasiado complejos para un principiante.

Hay muchísimas obras que no exigen demasiada preparación y de las que cualquiera puede disfrutar. Muchas piezas, como la *Pequeña serenata nocturna* de Mozart o el *Canon* de Pachelbel, son tan conocidas que hasta se utilizan en anuncios publicitarios. La música de Bach, Vivaldi, Mozart, Haydn, Chopin y Brahms es la que más suele gustar a la mayoría de la gente, y también la que tiene más efectos beneficiosos.

En cualquier caso, siempre merece la pena escuchar una obra clásica, ya se trate de una grabación o de un concierto en directo. Aunque una pieza no te guste la primera vez que la escuches, es posible que sólo sea una cuestión de hábito, y que al cabo de un tiempo comiences a descubrir su belleza. Además, escuchar música clásica es muy sano. La armonía de su construcción activa la respiración, calma el ritmo cardíaco, reduce el ritmo de los impulsos cerebrales y nos llena de energía y fuerza vital.

Emisiones radiofónicas

Es evidente que no todas las piezas actúan del mismo modo: la tonalidad, el tempo, la instrumentación y la época de una obra determinan el efecto que ésta tiene en el oyente. Tu intuición te ayudará a encontrar la música que necesitas.

Escuchar atentamente la radio es muy recomendable. Muchas de las emisoras de música clásica están mal consideradas porque sólo se dedican a las obras más conocidas y ni siquiera las emiten en su totalidad, pero incluso de esta forma podrás averiguar qué compositores, estilos, épocas e instrumentaciones te resultan más atrayentes. También descubrirás qué instrumento es tu favorito: ¿prefieres el sonido del piano al del violín? ¿Te interesan los instrumentos de metal o prefieres quizá los de percusión? ¿Te gusta cómo suenan las grandes orquestas o te sientes más a gusto con la música de cámara? No tardarás en averiguarlo si te acostumbras a escuchar este tipo de emisoras especializadas en fragmentos de obras clásicas.

Sólo debes respetar una condición: escucha con atención y no te ocupes de otras cosas mientras lo haces. También en el caso de la música clásica es preferible realizar ejercicios de audición esporádicos a dejarse bombardear diariamente por el soniquete de la radio.

Ejercicio
Aprende a usar bien la radio

Cuando hagas tus primeras incursiones radiofónicas en la música clásica, disfrutarás más si tienes en cuenta las siguientes indicaciones:

1. Busca un momento de tranquilidad en el que sepas que no van a molestarte (una tarde o noche de domingo, por ejemplo) y dedícalo a escuchar música clásica.

2. Siéntate en un sillón cómodo y hazte una taza de té o, si lo prefieres, sírvete un vaso de vino. Rodéate de un ambiente agradable y sintoniza alguna emisora de música clásica. Por lo general, este tipo de emisoras se limita a mencionar el nombre del compositor y de la pieza: la intervención del locutor es mínima.

3. Relájate y centra tu atención en la obra. Intenta analizar tus sentimientos: ¿te parece el pasaje triste o alegre? ¿Te gusta? ¿Te provoca malestar? ¿Te sientes cansado? ¿Te resulta fácil asimilar la música?

4. Cuando averigües qué emociones te provoca la música, deja fluir sus sentimientos. Abandónate a la alegría y al buen humor, o bien indaga en tu melancolía interior. En este tipo de emisoras, los pasajes escogidos (ya se trate de sinfonías, conciertos o arias) suelen ser muy cortos y variados, así que experimentarás todo tipo de sentimientos. No tardarás en descubrir qué estilo se ajusta más a lo que buscas.

♫ Si aún estás iniciándote en la música clásica, empieza escuchando música instrumental. Las óperas contienen demasiados elementos (música, canto, recitado...) que pueden desconcentrar a un oído inexperto.

CRONOLOGÍA DE ESTILOS

Música barroca (ca. 1580-1750)

Características: En esta época, la música es palpitante, apremiante, enérgica, clara, diáfana y comprensible. La continua combinación de pasajes altos y bajos estimula las funciones cerebrales. El ritmo es constante. En la polifonía, las distintas voces están al mismo nivel. La construcción matemática de las obras barrocas transmite orden, estructura, fuerza y seguridad. La música suele considerarse refrescante y energética.

Representantes: Claudio Monteverdi, Jean-Baptiste Lully, Henry Purcell, Johann Sebastian Bach, Georg Friedrich Händel, Georg Philipp Telemann, Arcangelo Corelli, Antonio Vivaldi.

Clasicismo vienés (ca. 1750-1827)

Características: La música del clasicismo vienés se caracteriza por su extraordinario equilibrio entre forma y contenido. Claridad, identidad, sencillez y armonía son algunos de los ideales de los compositores de la época. La música clásica representa el equilibrio entre la razón y el corazón, tiene una gran riqueza armónica y es cambiante y juguetona.

Por su arquitectura clara, de temas y motivos fácilmente reconocibles, su estética, su gracia, su cromatismo, su desenvoltura y la variedad de sus timbres, la música de este período estimula por igual la razón y el sentimiento. Desde una perspectiva terapéutica, el dinamismo cambiante de las obras, muy irregulares y plagadas de pequeñas sorpresas, resulta especialmente recomendable.

Representantes: Joseph Haydn, Wolfgang Amadeus Mozart, Ludwig van Beethoven.

Romanticismo (ca. 1800-1900)

Características: La música romántica es muy personal, emocional y expresiva. El movimiento constante, el virtuosismo, el lirismo y la intensidad de los sentimientos (que van desde el «júbilo celestial» hasta el «funesto desconsuelo») impregnan las obras de esta época. En el romanticismo, las emociones y la vida interior se escriben con mayúsculas: el caudal de sentimientos fluye libremente. El influjo nacionalista, la introducción del cromatismo y la adopción de estructuras armónicas fijas dan a este tipo de música un carácter y un timbre fácilmente reconocibles.

En la música romántica, tan personal y expresiva, el individuo es el núcleo absoluto. Todo esto hace de ella un instrumento terapéutico muy útil para ahondar en el mundo de los sentimientos.

Representantes: Carl Maria von Weber, Franz Schubert, Frédéric Chopin, Franz Liszt, Robert Schumann, Johannes Brahms, Anton Bruckner, Richard Wagner, Piotr Ilyich Tchaikovski, Sergei Rachmaninov.

Impresionismo (ca. 1880-1940)

Características: El estilo impresionista se desarrolló en Francia a principios del siglo xx. La música impresionista ahonda en el romanticismo y hace grandes avances en el terreno de la tonalidad. El timbre y los juegos sonoros pasan a un primer plano y la calidad descriptiva de la armonía da a la música un toque pictórico o soñador.

Los compositores impresionistas se alejan cada vez más de la tonalidad tradicional: los acordes se suceden libremente y se utilizan medios de expresión interesantes y novedosos. La variación constante de timbres y la menor importancia del ritmo, que pasa a un segundo plano, estimulan la fantasía y la creatividad del oyente. La música de esta época es un buen antídoto contra el racionalismo y suele considerarse relajante y beneficiosa.

Representantes: Claude Debussy y Maurice Ravel (aunque también en la obra de compositores como Franz Schubert, Frédéric Chopin, Richard Wagner, Giacomo Puccini y Ottorino Respighi existen rasgos impresionistas).

Nuevas músicas (desde 1910)

Características: Las «nuevas músicas» del siglo xx rompen con la tradición establecida. Precursores como Arnold Schönberg hacen lo posible por derribar las barreras estéticas del pasado. La música atonal es el eje del cambio, bien en su vertiente más libre, bien en forma de serie (como es el caso de la música dodecafónica de Schönberg). La nueva música es, en gran parte, experimental. Stravinski se dedica a la experimentación rítmica y métrica, mientras que compositores como Stockhausen se centran en la creación de tonos y sonidos electrónicos. La creatividad y el afán experimental de los compositores contemporáneos son un obstáculo para la categorización: hay piezas matemáticamente construidas, otras que se basan en los efectos sonoros y otras que se apoyan en las técnicas de composición tradicionales. La música disonante de los últimos años no suele ser adecuada para el uso terapéutico, aunque existen algunas excepciones.

Representantes: Arnold Schönberg, Anton Webern, Béla Bartók, Igor Stravinski, Paul Hindemith, Arthur Honegger, Darius Milhaud.

10

OTRAS MÚSICAS

Si llevas tiempo intentando familiarizarte con la música clásica y crees que, definitivamente, no es lo tuyo, no es necesario que te atormentes (podría tener «efectos secundarios»). También otros estilos tienen propiedades curativas de las que podrás beneficiarte.

La música es lo que uno piensa, hace y es. Si no vives, no lograrás que salga de tu trompeta.
CHARLIE PARKER

Modas pasajeras

Si tus gustos musicales tienden hacia el rock o el pop, es posible que quieras saber si sólo la música clásica tiene efectos curativos. Y, en principio, la respuesta es que sí.

A largo plazo, sólo la música clásica es capaz de fortalecer la energía vital. La complejidad dinámica, la combinación de tensión y relajación, la riqueza armónica de la orquesta, la diversidad de ritmos y tonalidades y el orden interno hacen de la música clásica un instrumento de curación excepcional.

De todos modos, si las sinfonías de Bruckner o los conciertos para violín de Mozart son demasiado «aburridos» o «agotadores» para ti, también puedes recurrir a otras músicas en las que buscar temas con efectos terapéuticos.

Ten en cuenta una cosa: los gustos musicales están muy ligados a los hábitos de escucha dominantes, que, como todos los hábitos, cambian. Las modas están inscritas en una época y en un espíritu determinados: no indican que una música sea buena o mala. A mediados de la década de 1950, el rock and roll causó sensación entre la juventud americana. Artistas como Chuck Berry y Elvis Presley se convirtieron en personajes de culto. Hoy en día, los aficionados a este tipo de música son ya muy pocos.

También los Beatles y los Rolling Stones tuvieron multitud de seguidores. Ambos simbolizaban el espíritu de la década de 1960, y aún son muchos quienes los admiran tanto como entonces. Y no sólo por esas canciones que, con el tiempo, se han vuelto intemporales: no hay que olvidar su estatus de culto y su valor simbólico.

Hay un hecho muy llamativo: durante las décadas de 1970, 1980 y 1990, la vida de los distintos estilos musicales fue haciéndose cada vez más corta. Tan pronto como un estilo, grupo o cantante se ponían de moda, su estrella caía para dar paso a la siguiente hornada. Muy pocos lograron mantenerse durante unos años. Quizá ocurra lo mismo con la música electrónica. Aunque hoy cuenta con el favor del público, es probable que, en sólo unos años, los jóvenes ya tengan nuevos intereses.

A diferencia de otros estilos, la música clásica es intemporal. Hace cien años, Mozart y Beethoven eran músicos tan apreciados como en la actualidad.

Rock, pop y otras hierbas

Puedes utilizar la música moderna como estimulante, para liberarte del cansancio y del estrés.

En los conciertos de rock y en las sesiones de música electrónica se crea una fuerte sensación de grupo. Es frecuente que el público alcance estados de trance que le permita salir de la rutina cotidiana. Los aficionados a este tipo de eventos se dejan golpear literalmente por los ritmos rápidos e impetuosos que, aunque tienen una función estimulante, les transmiten también un cierto automatismo. No es extraño que los jóvenes se sientan tan atraídos por este tipo de acontecimientos.

Pero, desde una perspectiva terapéutica, hay que hacer una llamada a la precaución. Existen estudios que demuestran que la «administración» de ciertos tipos de rock como el rock duro o el heavy metal provoca en los oyentes inquietud, nerviosismo, agresividad e incluso problemas físicos como, por ejemplo, deficiencias cardiovasculares. Los niños son los más sensibles a este tipo de música. Pero la aspereza de su sonido afecta también a animales y plantas.

Algunos grupos de rap y heavy metal utilizan una combinación de ritmos agresivos y textos violentos para fomentar los impulsos destructivos, algo que puede tener consecuencias fatales entre los adolescentes. El consumo de música violenta suele, además, ir asociado al de vídeos musicales brutales y pornográficos que pueden inducir a los jóvenes a la delincuencia.

El heavy metal, el tecno, el punk y el rock duro no son aptos para la curación. Son estilos demasiado destructivos que pueden poner en peligro nuestro cuerpo y nuestra mente. El pop, la música comercial o el soul son, por el contrario, «inofensivos», aunque no hay indicios de que sean beneficiosos.

La mayor parte de la música comercial se caracteriza por la escasez de profundidad compositiva, algo que, desgraciadamente, suele ser una garantía de éxito. La cuestión es qué buscamos en la música. Si buscamos entretenimiento y diversión, no hay ningún motivo por el que no debamos escuchar música tradicional o las canciones del momento. Pero si queremos beneficiarnos de sus efectos curativos, tendremos que recurrir a las músicas del mundo o, mejor aún, a la música clásica.

♫ La afición al rock tiene su origen en el hedonismo del que se ha hecho bandera. El rock simboliza una determinada forma de vida, la libertad, la aventura, los excesos y el goce de vivir.

EL ROCK Y EL CRECIMIENTO DE LAS PLANTAS

La música Dorothy Retallack realizó un interesante experimento sobre los efectos de la música en el crecimiento de las plantas. La prueba, que se llevó a cabo en el Temple Buell College de Colorado, consistía en someter a una serie de petunias, clavelones y plantas de maíz a emisiones de rock duro y música clásica. Los resultados revelaron que, cuando los altavoces emitían rock, las plantas crecían en dirección contraria a ellos, mientras que, cuando se trataba de música clásica, se volvían hacia los altavoces e incluso describían movimientos rítmicos ondulatorios. Se confirmó, además, que las plantas a las que se había «administrado» música clásica mostraban un ritmo de crecimiento superior al de sus compañeras de experimento.

El jazz

Al igual que la música clásica, el jazz no es adecuado para el consumo rápido. Para disfrutarlo, es necesario conocerlo y tener una buena capacidad de escucha. Bajo la denominación de jazz se esconden muchos estilos, cada uno de los cuales tiene una instrumentación, un estilo compositivo y unos ritmos que lo diferencian de los demás. Uno de los más estimulantes y animados es el swing de la década de 1930, un tipo de jazz en el que las grandes orquestas interpretaban sobretodo temas de baile. Dos de las bandas de swing más famosas fueron las de Duke Ellington y Glenn Miller.

El cool jazz, que debe su fama a los trompetista Chet Baker y Miles Davis, es una música para la tranquilidad y la relajación que, por la complejidad de su armonía, ha de escucharse con mucha atención. El free jazz, que se puso de moda en la década de 1970, no es apropiado para el uso terapéutico, ya que los constantes cambios de ritmo y las disonancias carecen de efectos estabilizadores.

Pero, en cualquier caso, el buen jazz nos permite ejercitar el oído y la musicalidad. Sus mejores composiciones son, como la música clásica, intemporales, complejas y singulares, y cada escucha las enriquece con nuevos matices.

> ♫ Muchos intérpretes de música clásica son también grandes amantes del jazz. Friedrich Gulda fue el primer pianista capaz de dejar atrás el miedo a la fusión y de mezclar ambos mundos. Hay grandes violinistas clásicos, como Gidon Kremer o Nigel Kennedy, que son también intérpretes de jazz. Y, a la inversa, hay músicos de jazz que han incluido piezas clásicas en su repertorio.

Música para meditar

Este tipo de música, también conocida como música new age, suele tener una trama sonora muy sencilla: una sucesión de sonidos tranquilos y armónicos, sin puntos culminantes. La oferta es variadísima. Va desde *Música para piano para soñar* hasta *Música para que sus hijos duerman mejor* o *Los sonidos del tantra*.

La calidad y los efectos curativos de la música para la meditación dependen de muchos factores. Algunas personas la consideran monótona y soporífera y se ponen nerviosas cuando la escuchan. Otras son auténticas defensoras de los sonidos meditativos, que les sirven para relajarse o tranquilizarse.

No todas estas músicas son inútiles o perjudiciales. En el plano físico (pulso cardíaco, tensión arterial, relajación muscular...), los efectos suelen ser muy positivos. Además, hay que añadir que definiciones como «música para relajarse o «música para meditar» sirven para catalogar músicas muy diversas: canto gregoriano, músicas minimalistas o músicas tradicionales de otras culturas. Aunque las llamadas «músicas del mundo» tienen a menudo un carácter meditativo, no deberían confundirse con otras músicas de base electrónica.

Músicas del mundo

Por todo el mundo existen sonidos tradicionales y milenarios que merece la pena escuchar: el canto de armónicos tibetano, el sitar o la tabla hindú, los percusionistas africanos, el gamelán balinés, los coros búlgaros o los grupos folclóricos peruanos. Y no sólo porque algunos de sus intérpretes sean, además, artistas extraordinarios, sino también porque, en muchos casos, estas músicas estimulan la curación.

No sólo en los países árabes se percibe el efecto relajante y equilibrante del nay (flauta de bambú de sonido suave): europeos y asiáticos han sentido lo mismo al escucharlo.

LOS BENEFICIOS DE LA MÚSICA ÉTNICA

En todo el mundo existen músicas con las que podrás sentirte mejor y fortalecer tu salud. La percusión rítmica africana o iraní te ayudará a eliminar bloqueos físicos y a recargar energías, y gracias a los ragas hindúes o al canto de armónicos de los monjes tibetanos o japoneses encontrarás la paz y la tranquilidad.

♫ Nunca compres discos de los que no has escuchado siquiera un tema. En las buenas tiendas de discos encontrarás una gran variedad de grabaciones con músicas de todo el mundo. Se necesita paciencia para escuchar las distintas grabaciones, pero merece la pena tomarse un tiempo para distinguir lo bueno de lo malo.

Cuando compres un disco de un grupo, averigua qué instrumentos lo componen. Si tienes que elegir entre música acústica o de sintetizador, elige siempre la primera. Generalmente, el sonido acústico de una sencilla flauta de bambú tiene efectos más positivos que el «sonido del mar» que genera un sintetizador.

De todos modos, no toda la música «artificial» es igual de desdeñable. Cuando la música se compone con un fin terapéutico determinado, sus efectos pueden ser muy positivos. Lo importante es que el ritmo, la armonía y la frecuencia se ajusten al problema en cuestión.

Lo que decíamos para la música clásica se aplica también a otros tipos de música: piensa si la pieza que has escogido tiene algo que ofrecerte y si te sienta bien escucharla.

11

MÚSICA PARA CURAR Y PREVENIR

Las obras musicales pueden utilizarse con fines terapéuticos específicos. Algunas fueron compuestas para dolencias determinadas. En las siguientes páginas iremos haciéndote propuestas para los distintos trastornos físicos y psíquicos y para situaciones vitales concretas.

> *¿Cómo desherbar de la memoria las hondas raíces de un ánimo enfermizo?*
> WILLIAM SHAKESPEARE

Usos específicos de la música

Si tu principal objetivo no es reunir experiencias auditivas ni descubrir la música clásica, sino utilizar la música de un modo terapéutico, haz los ejercicios que te iremos detallando a continuación. Algunos se refieren a problemas físicos como el dolor o las defensas del organismo, y otros a trastornos psíquicos como la depresión o el miedo. También encontrarás propuestas que te ayudarán a mejorar otros aspectos de tu vida (por ejemplo, dormir mejor).

Las estructuras rítmicas y armónicas de las obras escogidas son especialmente adecuadas para los problemas del apartado que les corresponde. Pero, en definitiva, deberás guiarte por tu instinto: sólo tú puedes saber lo que necesitas. Aunque nos hemos esforzado en elegir obras con un efecto armónico, puedes considerar la lista como una base sobre la que experimentar. Hazte con tus propias experiencias, toma nota de los efectos y construye en tu casa tu propia «farmacia musical».

Música para combatir los miedos

La música puede aliviar las aprensiones y los miedos irracionales que se alojan en el subconsciente. Las terapias tienen que ajustarse a cada problema. La música nos da fuerza para superar nuestros temores con seguridad y decisión.

Existen piezas que tienen efectos calmantes sobre el sistema nervioso vegetativo. Al escucharlas, el oyente se siente tranquilo y liberado, se relaja y consigue ver de otro modo su propio miedo. Las pequeñas cosas ya no le parecen enormes, y la armonía se restituye. Y, a la inversa, ciertas obras son útiles para dar salida a los miedos. Lo importante es elegir bien. El potencial curativo de la música puede operar a distintos niveles: la música vigorosa de Händel es toda una inyección de potencia, mientras que la sinfonía *Haffner* de Mozart actúa de una forma más sutil.

- **Johannes Brahms:** *Sinfonía n.º 4 en mi menor*, Op. 98, segundo movimiento, «Andante moderato».
- **Antonin Dvorak:** *Sinfonía n.º 8 en sol mayor*, Op. 88, tercer movimiento, «Scherzo», y cuarto movimiento, «Allegro ma non troppo».
- **Georg Friedrich Händel:** *Música acuática*, «Primera suite en fa mayor» (HWV 348).
- **Georg Friedrich Händel:** *Música para los reales fuegos de artificio*, primer movimiento, «Obertura», cuarto movimiento, «La Rejouissance» (Allegro), y quinto y sexto movimientos, «Minué I y II».
- **Gustav Mahler:** *Sinfonía n.º 8 en mi bemol mayor*.
- **Wolfgang Amadeus Mozart:** *Sinfonía n.º 35 en re mayor* (KV 385, «Haffner»).

Música para combatir la depresión

Los estados depresivos son un signo de inarmonía mental. Las causas pueden ser múltiples: desde cambios de humor (que pueden ser consecuencia del cansancio físico o de un principio de enfermedad y se solucionan en un par de días) hasta depresiones profundas que necesitan tratamiento médico. La música es un medio extraordinario para iluminar y armonizar la mente. Pero sus propiedades curativas sólo sirven para solucionar problemas de poca importancia. La música de Johann Sebastian Bach es especialmente útil para elevar el ánimo y alejar los pensamientos negativos.

- **Johann Sebastian Bach**: *Concierto de Brandenburgo n.º 5 en re mayor* (BWV 1050), segundo movimiento, «Affetuoso».
- **Johann Sebastian Bach**: *Concierto de Brandenburgo n.º 6 en si mayor* (BWV 1051), segundo movimiento, «Adagio ma non tanto», y tercer movimiento, «Allegro».
- **Johann Sebastian Bach**: *Concierto de Brandenburgo n.º 1 en fa mayor* (BWV 1046), primer movimiento, «Allegro», y tercer movimiento, «Allegro».
- **Michael Pretorius**: *Terpsícore*.
- **Sergei Rachmaninov**: *Concierto para piano n.º 3 en re menor*, Op. 30, tercer movimiento, «Finale».
- **Max Reger**: *Concierto al estilo antiguo*, Op. 123, primer movimiento, «Allegro con spirito».

Música para el erotismo y la ternura

Cuando dos personas se aman, generan una forma peculiar de armonía. «Vibran» al mismo nivel. La música puede intensificar estos sentimientos de amor y ternura, y también nuestro yo erótico puede verse enriquecido por otro tipo de sonidos. Si escuchamos la música adecuada, aumentaremos la sensibilidad de nuestros sentidos y haremos más agradables las horas en pareja.

- **Ludwig van Beethoven**: *Concierto para piano n.º 4 en sol mayor*, Op. 58.

- **Frédéric Chopin**: *Concierto par piano n.º 2 en fa menor*, Op. 21, segundo movimiento, «Larghetto» y tercer movimiento, «Allegro vivace».
- **Frédéric Chopin**: *Nocturnos*, Op. 48
- **Claude Debussy**: *El mar*, primer y segundo movimientos.
- **Wolfgang Amadeus Mozart**: *Concierto para violín n.º 1 en si bemol mayor* (KV 207).
- **Piotr Ilych Tchaikovski**: «Suite» de *Cascanueces*, Op. 71a.
- **Piotr Ilych Tchaikovski**: *Francesca da Rimini, Fantasía sinfónica*, Op. 32.
- **Max Reger**: *Suite romántica*, Op. 125, primer movimiento, «Notturno».

Música para el corazón

El corazón es algo más que el órgano que bombea la sangre a nuestro organismo. También es el origen del amor y el sentimiento. La música afecta a ambos niveles. El físico y el psíquico-emocional. Se ha comprobado que la música afecta positivamente al corazón (en sentido orgánico) y puede, por ejemplo, reducir la hipertensión. Existen, además, terapias especialmente diseñadas para personas con trastornos del ritmo cardíaco, angina de pecho o problemas de coronarias. Tanto los musicoterapeutas como algunos compositores e intérpretes que han mostrado interés por la musicoterapia han compuesto piezas para pacientes con afecciones cardíacas.

Lo más importante es calmar al paciente durante un período prolongado y liberar o eliminar tensiones emocionales para conseguir estabilizarlo. La música resulta especialmente eficaz en el tratamiento de trastornos psicosomáticos.

- **Johann Sebastian Bach**: *Misa en si menor, Kyrie y Gloria*.
- **Johann Sebastian Bach**: *Motetes Jesús, mi alegría*.
- **Johann Sebastian Bach**: *Concierto de Brandenburgo n.º 2 en fa mayor* (BWV 1047), tercer movimiento, «Allegro assai».
- **Ludwig van Beethoven**: *Sinfonía n.º 6 en fa mayor*, Op. 68, *Pastoral*.

- **Claude Debussy**: *Danzas para arpa y orquesta de cuerda.*
- **Georg Friedrich Händel**: El *Mesías.*
- **Gustav Mahler**: *Sinfonía n.º 5 en do sostenido menor*, tercer movimiento, «Scherzo».
- **Arvo Pärt**: *Fratres* (versión orquestal o adaptación para doce violonchelos).
- **Georg Philipp Telemann**: *Concierto doble para tres violines y tres oboes.*

LA MÚSICA Y EL CORAZÓN

La Asociación Alemana de Estudios Musicoterapéuticos (DGMF) de la facultad de medicina de la Universidad de Humboldt de Berlín realizó diversos estudios con pacientes con afecciones cardíacas. A partir de los resultados obtenidos, se diseñaron folletos informativos para los distintos cuadros clínicos, cada uno de los cuales iba acompañado de su propio CD. Las piezas son resultado de una labor conjunta en la que los propios pacientes colaboraron con intérpretes y compositores, bajo la supervisión médica del doctor J. O. Vollert.

Música para reforzar las defensas

Está demostrado que ciertos tipos de música afectan positivamente a la totalidad del organismo, y más concretamente, al sistema inmune. No puede decirse que el hecho sea sorprendente, ya que la música actúa sobre el sistema nervioso vegetativo y, como ya han indicado las investigaciones psiconeuroinmunológicas, nuestro subconsciente se comunica constantemente con las defensas del organismo, y éstas no tardan en responder. Las personas optimistas y seguras de sí mismas tienen más defensas que las pesimistas y taciturnas. Esta actitud interior también se observa en pacientes que padecen graves enfermedades crónicas. Algunas personas con cáncer son capaces de «entrenar» su sistema inmune para que elimine completamente las células cancerígenas. Por supuesto, hay que manejar las fuerzas mentales con cuidado, y, si reforzamos sus efectos con música, mejor que mejor.

Para que se haga una idea: la música puede reforzar tanto las defensas que nos protegen de las infecciones y de otras enfermedades como la toma diaria de vitaminas.

- **Johannes Brahms**: *Sinfonía n.º 3 en fa mayor*, Op. 90, primer movimiento, «Allegro con brío», y cuarto movimiento, «Allegro».
- **Anton Bruckner**: *Sinfonía n.º 7 en mi mayor*, tercer movimiento «Scherzo» y cuarto movimiento «Finale».
- **Claude Debussy**: *Preludio a la siesta de un fauno.*
- **Georg Friedrich Händel**: *Concierto para trompeta en re mayor*, «Vivace».
- **Feliz Mendelssohn-Bartholdy**: *Sueño de una noche de verano*, «obertura en mi mayor», Op. 21.
- **Carl Orff**: *Carmina Burana.*
- **Georg Philipp Telemann**: *Concierto doble para flauta y fagot.*

Música para la concentración y la memoria

Si se avecina un examen o una entrevista importante para la que necesitas tener a punto la concentración y la memoria, o si quieres evitar que éstas se debiliten con el tiempo, la música es un instrumento muy útil. Aunque la música comercial puede perjudicar gravemente nuestra capacidad de concentración, existen otras músicas capaces de potenciarla y fortalecerla. Si queremos estimular nuestras facultades mentales a través de la música, lo importante es escucharla con regularidad y, si es posible, siempre a la misma hora.

- **Johann Sebastian Bach**: *El clave bien temperado*, partes I y II.
- **Johann Sebastian Bach**. *Suites inglesas.*
- **Felix Mendelssohn Bartholdy**: *Sinfonía n.º 5 en re menor*, Op. 107, segundo movimiento, «Allegro vivace».
- **Giovanni Pierluigi Palestrina**: *Misa del Papa Marcello.*
- **Maurice Ravel**: *Daphnis y Chloe*, Suite n.º 1.

- **Camille Saint-Saëns**: *Primer concierto para violonchelo en la menor*, Op. 33.
- **Franz Schubert**: *Sinfonía n.º 8 en do mayor* (D 944), cuarto movimiento, «Finale-Allegro vivace».
- **Piotr Ilych Tchaikovski**: *Variaciones sobre un tema rococó para violonchelo y orquesta*, Op. 33.

♪ Las composiciones barrocas de Bach o de Vivaldi son la mejor compañía durante las horas de estudio. La música afecta a las ondas alfa de los impulsos cerebrales y estimula la claridad mental. Gracias al sonido, el cerebro está más predispuesto al razonamiento sistemático, y lo que aprendemos se graba más fácilmente en la memoria.

Música para estimular la creatividad y la fantasía

La música es la esencia de la creación, así que no debería extrañarnos que estimule la creatividad y la fantasía. Si queremos dar impulso a nuestra creatividad, tendremos que elegir obras capaces de despertar en nuestra mente imágenes e ideas. Las obras impresionistas son las más adecuadas.

- **Hector Berlioz**: *Sinfonía Fantástica*, Op. 14.
- **Edward Elgar**: *Variaciones Enigma*, Op. 36.
- **Edward Grieg**: *Suite Peer Gynt*, Op. 46.
- **Georg Friedrich Händel**: *Concerto Grosso n.º 7*, «Alla Hornpipe».
- **Modest Mussorgski**: *Cuadros de una exposición* (versión de M. Ravel y W. Ashkenazy).
- **Ottorino Respighi**: *Fuentes de Roma*.
- **Joaquín Rodrigo**: *Concierto de Aranjuez*.

Música para la energía y la actividad

En momentos en los que estamos cansados, apáticos, desanimados o débiles, siempre podemos recurrir a la música para que la energía vuelva a fluir. Después de una competición deportiva, de una noche sin dormir o de una excursión por la montaña, el cuerpo tiene que reunir nuevas energías. La mayor parte de las veces, lo que llamamos falta de energía no es más que un bloqueo. Y estos bloqueos, que suelen ser consecuencia del estrés, pueden solucionarse con música.

- **Johann Sebastian Bach**: *Concierto de Brandenburgo n.º 3 en sol mayor* (BWV 1048), primer movimiento, «Allegro».
- **Johannes Brahms**: *Danzas húngaras n.º 1, 3 y 10.*
- **Johannes Brahms**: *Sinfonía n.º 4 en mi menor*, Op. 98, tercer movimiento, «Allegro giocoso» y cuarto movimiento, «Allegro energico e passionato».
- **Aram Khachaturian**: «Danza de los sables», del ballet *Gayané.*
- **Edward Elgar**: *Pompa y circunstancia*, marcha Op. 39.
- **Antonio Dvorak**: *Danzas eslavas*, Op. 46.
- **Antonio Vivaldi**: la «Primavera», de *Las cuatro estaciones.*

Música para dormir mejor

Dormir bien es algo fundamental para la salud, y no sólo porque nuestro organismo se regenere durante el sueño. Mientras dormimos, las experiencias que hemos tenido a lo largo del día se procesan en forma de sueños y quedan recogidas en el subconsciente a modo de principio empírico. La música puede ayudarnos a dormir mejor: al escucharla liberamos miedos y tensiones, y de ese modo, preparamos el subconsciente para la actividad onírica.

- **Johann Sebastian Bach**: *Variaciones Golberg* (BWV 988).
- **Johannes Brahms**: *Sinfonía n.º 1 en do menor*, Op. 68, segundo movimiento, «Andante sostenuto», y tercer movimiento, «Un poco allegretto e grazioso».

- **Felix Mendelssohn-Bartholdy**: *Sinfonía n.º 3 en la menor*, Op. 56 (*Escocesa*), tercer movimiento, «Adagio».
- **Wolfgang Amadeus Mozart**: *Concierto para piano en re menor* (KV 466), segundo movimiento, «Romance».
- **Eric Satie**: *Primeras obras para piano* («Tres gimnopedias», «Tres gnosianas», «Deportes»).
- **Franz Schubert**: *Sinfonía n.º 5 en si menor* (D 485), segundo movimiento, «Andante con moto».

Música para combatir el dolor

El dolor es una señal de aviso. Los dolores crónicos pueden degenerar en auténticos suplicios y en molestias psíquicas prolongadas que sólo pueden superarse con paciencia (y no sólo nos referimos al afectado, sino también a sus allegados). En estos casos, la música puede utilizarse como terapia complementaria. Gracias a ella, el paciente podrá alcanzar estados de relajación profunda que aliviarán sus dolores. Hay piezas especialmente adecuadas para el tratamiento del dolor.

- **Johann Sebastian Bach**: *Suites para laúd*.
- **Edward Elgar**: *Concierto para violonchelo en mi menor*, Op. 85.
- **Felix Mendelssohn-Bartholdy**: *Las Hébridas*, obertura Op. 26.
- **Giovanni Pierluigi Palestrina**: *Motetes*.
- **Franz Schubert**: *Sinfonía n.º 8 en do mayor* (D 944), primer movimiento, «Andante», y segundo movimiento, «Andante con moto».
- **Giuseppe Verdi**: *La Traviata*, preludio al primer acto.

♫ La música no sólo se utiliza en el tratamiento de problemas cardíacos. También da muy buenos resultados en pacientes con dolor, que deben escucharla en un lugar tranquilo, a ser posible con auriculares y varias veces al día (siempre a la misma hora).

Música para combatir el estrés

El estrés es el mal de nuestro tiempo y el responsable de la mayor parte de las enfermedades del mundo que llamamos civilizado. No importa que los problemas sean de naturaleza física o emocional. El nivel de estrés percibido depende de las circunstancias externas. Es posible aprender a convivir con los elementos estresantes de nuestra vida para eliminar o reducir al máximo sus efectos negativos. La música puede ayudarnos a adoptar una actitud ante la vida que nos permita superar el estrés y vivir con más calma.

- **Tomaso Albinoni**: *Adagio en sol menor*.
- **Ludwig van Beethoven**: *Concierto para piano n.º 4 en sol mayor*, Op. 58, segundo movimimiento, «Andante con moto».
- **Johannes Brahms**: *Variaciones sobre un tema de Haydn*, Op. 56.
- **John Dowland**: *Fantasía para laúd*.
- **Leos Janacek**: *Sinfonietta*.
- **Gustav Mahler**: *Sinfonía n.º 1 en re mayor*, segundo movimiento, «Vigoroso y animado, pero no demasiado rápido», y tercer movimiento, «Solemne y equilibrado, sin llegar a ser pesado».
- **Piotr Ilych Tchaikovski**: *Sinfonía n.º 5 en mi menor*, Op. 64, cuarto movimiento, «Finale».

Música para combatir la adicción y la dependencia

Por lo general, las personas que padecen algún tipo de adicción (ya sea a las drogas, al alcohol, a la nicotina, a las compras o al juego) sólo pueden liberarse de su problema con ayuda de una terapia. La música puede servir de apoyo durante el proceso, ya que puede hacernos ver lo fundamental y ayudarnos a restablecer el contacto con nuestra voz interior.

- **Johann Sebastian Bach**: *Suite para orquesta n.º 2 en si menor* (BWV 1067).
- **Ludwig van Beethoven**: *Egmont*, «Obertura», Op. 84.

- **Johannes Brahms**: *Sinfonía n.º 4 en mi menor*, Op. 98, primer movimiento, «Allegro ma non troppo», y cuarto movimiento, «Allegro energico e passionato».
- **Edward Grieg**: *En tiempos de Holberg*, suite al estilo antiguo, Op. 40
- **Johann Pachelbel**: *Canon en re*.
- **Nikolai Rimski-Korsakov**: *Sherezade*, Op. 35.

Música para los acúfenos

Cada vez son más las personas que padecen silbidos, tintineos, zumbidos o susurros permanentes en el oído. Los acúfenos tienen su origen en un procesamiento erróneo de la información en el cerebro. Los pacientes perciben sonidos que en realidad no existen. La música puede ayudarnos a encontrar la paz y la relajación interior y a relegar los zumbidos a un segundo plano durante un tiempo y, además, también es útil para eliminar los trastornos psíquicos derivados de la enfermedad.

- **Johann Sebastian Bach**: *Suites para laúd*.
- **Edward Elgar**: *Variaciones Enigma*, Op. 36.
- **Georg Friedrich Händel**: *Música acuática*, «Suite n.º 1 en fa mayor» (HWV 348).
- **Wolfgang Amadeus Mozart**: *Concierto para violín n.º 1 en si bemol mayor* (KV 207).
- **Wolfgang Amadeus Mozart**: *Sinfonía n.º 35 en re mayor* (KV 385, «Haffner»).
- **Maurice Ravel**: *Daphnis y Chloe*, «Suite n.º 1».

♫ Gracias a la terapia musical, los pacientes adquieren una nueva actitud ante el dolor o la enfermedad y siente menos temor por la vida.

Música para madre e hijo

La música puede estimular el desarrollo del niño incluso durante el embarazo (y también es beneficiosa para la madre). Asimismo tiene efectos positivos en los bebés y en los niños de corta edad. Estudios realizados en Estados Unidos han demostrado que los niños que escuchan música clásica durante su desarrollo aventajan con mucho a sus compañeros.

- **Ludwig van Beethoven**: *Romanzas para violín y orquesta en sol mayor*, Op. 40.
- **Antonin Dvorak**: *Sinfonía n.º 9 en mi menor*, Op. 95 (*Sinfonía del nuevo mundo*), primer movimiento, «Adagio-Allegro molto».
- **Antonin Dvorak**: *La rueda de oro*, Op. 109.
- **Wolfgang Amadeus Mozart**: *La flauta mágica*.
- **Wolfgang Amadeus Mozart**: *Pequeña serenata nocturna en sol mayor* (KV 525).
- **Sergei Prokofiev**: *Pedro y el lobo*, Op. 67.
- **Sergei Prokofiev**: *La Cenicienta*, «Suite para ballet», Op. 107-109.
- **Camille Saint-Saëns**: *El carnaval de los animales*.

La escucha como meditación

Cuanto más nos sumergimos en los sonidos del la música, mayor es nuestro nivel de concentración. Escuchar música, por tanto, puede considerarse una forma de meditación. Si nuestro objetivo es estabilizar las fuerzas psíquicas, contamos, además, con otro instrumento: los sonidos milenarios de las sagradas escrituras hindúes, los mantras.

Sumérgete en el murmullo de una cascada para estar en el centro del sonido. O tápate los oídos y escucha el tono entre los tonos.
Sagradas escrituras hindúes

La profundidad de la música

En este punto del libro, ya habrás profundizado y experimentado el arte de escuchar, y sabrás qué músicas son más apropiadas para aliviar el dolor, acelerar los procesos curativos o hacer frente a los problemas psíquicos.

Cuanto mayores sean tus niveles de concentración y relajación durante los períodos de escucha, más posibilidades hay que ésta se convierta en meditación.

La música está en constante movimiento. Cada obra musical tiene un principio y un fin. La música fluye entre ambos puntos, entre el «nacimiento» y la «muerte». Se mueve incesantemente y pasa de un compás a otro. Y lo mismo ocurre con nuestra vida, que también es un flujo continuo y, como la música, siempre tiene lugar en el «aquí y ahora».

La música es una invitación a abandonarse completamente a ese «aquí y ahora» del sonido y el ritmo. En la vida, no solemos prestar demasiada atención al presente, porque el pasado o el futuro logran apartarnos de la realidad del instante. En la música es mucho más sencillo: la conciencia se limita a seguir el flujo del sonido.

Recordar compases que han sonado hace sólo unos minutos o anticipar el acorde final de una sinfonía es algo extremadamente complicado. Por eso cuando escuchamos estamos sólo en el «aquí y ahora» y nos resulta más fácil alcanzar estados meditativos.

Escuchar el «sonido interior»

El oído puede conducirnos hacia una dimensión elevada. En las sagradas escrituras hindúes, la escucha se describe como una forma de meditación. Así queda recogido en los «tantras», diálogos entre Shiva (la divinidad masculina) y su amada Parvati. A lo largo de innumerables conversaciones esotéricas, Shiva va indicándole a su compañera las distintas maneras de lograr la paz interior a través de la meditación (consulta la cita anterior). El sonido está presente en todas partes. Para escuchar el sonido de nuestro entorno, no tenemos más que sentarnos en un banco y cerrar los ojos.

Puedes seguir la recomendación de Shiva y darte un largo «baño» musical. No importa dónde estés: basta con que cierres los ojos y recibas los sonidos de tu entorno. Si anulas tu capacidad de reflexión, análisis y valoración, el sonido irá directamente a tu centro. Evita razonamientos como «yo he generado este sonido, oigo voces de un niño, y más lejos se escucha el timbre de una bicicleta». Al principio te resultará muy difícil no ordenar los estímulos de manera racional. Pero cuando logres concentrarte en el fenómeno sonoro, aprenderás a pensar menos en la procedencia del sonido y a unir tu voz interior con la del «sonido puro».

♫ «El oído es un camino hacia el corazón.» Gracias a él podrás avanzar hacia el «sonido interior», también llamado «sonido primordial» o «sonido cósmico», ya que en él se oye la armonía del Cosmos.

LA MULTIDIMENSIONALIDAD DEL OÍDO

Cuando oímos, estamos en el centro mismo de lo que ocurre: se trata de una actividad compleja y (a diferencia de la visión) multidimensional. Cuando vemos un árbol, trazamos una línea entre él y nosotros: el sentido de la vista es unidimensional. Los sonidos, en cambio, nos llegan de todas partes: el sentido del oído es multidimensional.

La meditación en la vida cotidiana

Existe un modo muy sencillo de practicar la meditación en nuestra vida diaria: concentrarnos en los sonidos que nos rodean. El método nos permitirá alcanzar una gran tranquilidad de pensamiento y un estado de relajación profunda, así como armonizar la respiración, el ritmo cardíaco y la tensión arterial. La escucha interior nos pone en contacto con nuestra fuerza psíquica y nos lleva a un nivel superior al de nuestras preocupaciones cotidianas. También puede ser un medio de experimentar el silencio, que está más allá de todos los sonidos. Cualquier técnica que nos guíe hacia el silencio nos será muy útil para desarrollar la relajación, el equilibrio y el goce de vivir y para recargar energías.

Está comprobado que el «sonido interior» es una realidad perceptible. En los estados de meditación profunda, dejan de oírse los estímulos acústicos externos y, en su lugar, se percibe el «sonido interior». Los monjes budistas, los yoguis o los místicos lo llaman sonido universal, y suelen describirlo como un zumbido o susurro.

Ejercicio
Escucha el sonido del Universo

Una de las técnicas del yoga tiene como objetivo escuchar «el tono entre los tonos» Si te interesa probarla, cierra los ojos y coloca los codos sobre las rodillas para evitar el cansancio en los brazos.

1. Tápate los oídos con los pulgares. Introdúcelos suavemente, pero llévalos bien hacia el fondo. Deja reposar el resto de los dedos sobre las sienes. Con esto se pretende amortiguar al máximo los sonidos procedentes del exterior.

2. Permanece en esa postura durante cinco minutos como mínimo y haz lo posible por escuchar tu interior. Oirás zumbidos, palpitaciones, susurros y murmullos. Si te concentras completamente, no tardarás en alcanzar una gran tranquilidad interior.

3. Para estimular las fuerzas autocurativas y dar al cuerpo y a la mente la oportunidad de restablecer el orden armónico, deberás utilizar esta técnica al menos una vez al día durante varias semanas.

Recitado de mantras

Los efectos curativos del sonido también pueden derivarse del canto de mantras. Los mantras son sonidos sagrados primordiales que, por la peculiaridad de sus vibraciones, favorecen la concentración y provocan estados de conciencia alterados. En la India y en el Tíbet, su energía curativa se ha utilizado durante miles de años para armonizar el cuerpo, la mente y el espíritu.

El mantra tibetano «OM MANI PADME HUM» es, tal vez, el más conocido. La sílaba «OM» o «AUM» (que luego derivaría en el «AMÉN» cristiano) es una de las bases del esoterismo. En su origen, el «OM» o «AUM» se recitaba en los monasterios hindúes, tibetanos y japoneses. Y también los molinos de oración provocan, al girar, el sonido de los mantras.

> Cuando recites los mantras, dedica cuatro segundos a inspirar y ocho a espirar. Si inspiras durante seis segundos, la espiración tendrá que durar doce. En resumen: la espiración siempre dura el doble que la inspiración.

Ejercicio
Recitado del «OM» o «AUM»

Puedes utilizar los mantras para meditar o para experimentar en tu cuerpo los efectos curativos de estos sonidos primordiales. Es muy sencillo: no te llevará más de cinco o diez minutos. Ponte ropa cómoda y siéntate con la espalda recta, bien en el suelo (preferiblemente con las piernas cruzadas), bien en una silla. Siéntate en el centro de una habitación, sin puntos de apoyo que te sirvan de ayuda.

1. Cierra los ojos, pon las palmas de las manos sobre las rodillas, relaja los hombros y los músculos del rostro, respira profundamente varias veces y distiende el abdomen.

2. Decide qué sílaba prefieres recitar: «OM» o «AUM». Las vibraciones del «OM» son especialmente agradables para muchas personas. Pero el «AUM» tiene la capacidad de generar armónicos.

3. Inspira profundamente por la nariz y pronuncia un largo «ooommm» o «aaauuummm», de manera que la «m» dure más o menos lo mismo que la «o» y el «au».

4. El ejercicio te resultará más fácil si sigues un ritmo determinado. La inspiración debería durar la mitad de la espiración: cuando recites el «OM», puedes inspirar durante cuatro segundos. A continuación, dedica otros cuatro segundos a la espiración de la «o» y otros cuatro a la de la «m» (ocho segundos en total).

5. Es importante que inspires siempre por la nariz y que, al espirar, hagas sonar el mantra a un volumen medio. Observa las vibraciones que el sonido provoca en tu cuerpo, y qué efectos liberadores te produce el canto prolongado. Escucha atentamente el sonido de tu voz. Cuantas más veces recites los mantras, mayores serán sus efectos.

EL PODER CURATIVO DE LOS MANTRAS

La tierra es la esencia de todas las cosas.
El agua es la esencia de la tierra,
las plantas del agua,
el hombre de las plantas,
el lenguaje del hombre.
El conocimiento del ser universal
es la esencia del lenguaje.
El sonido primordial y la vibración
son la esencia del conocimiento universal.
AUM es la esencia
del sonido primordial y la vibración.

Texto de los Upanishads

Los mantras y la armonización de los chakras

El sonido y el ritmo no sólo se perciben a través del oído. También la piel y, sobre todo, las diversas terminaciones nerviosas comunican los efectos de la música a nuestro organismo. Algunos meridianos de la acupuntura china son sensibles a determinadas frecuencias. En sus investigaciones, el psiquiatra estadounidense John Diamond descubrió que los puntos de la acupuntura, que están ligados al sistema nervioso autónomo, reaccionan positivamente a los sonidos. Por ese motivo, siempre recomienda escuchar la música «con los cinco sentidos». Ya habrás notado que no es lo mismo escucharla con auriculares que a través de altavoces.

Además de los puntos de acupuntura, son sobre todo los chakras los que reciben y procesan el sonido. Los siete chakras principales afectan al funcionamiento de los distintos órganos, a la circulación sanguínea y a la actividad hormonal, pero también a nuestros sentimientos e ideas. Los chakras reciben y almacenan la energía cósmica vital, para luego liberarla en los procesos físicos, mentales y espirituales.

> ♫ En sánscrito, *chakra* significa «rueda» o «vórtice». Los chakras son centros energéticos y de conciencia que regulan nuestro cuerpo físico (por lo que también se les llama centros de fuerza o círculos de energía). No son puntos materiales con una localización física determinada, sino centros de transformación de la energía que existen en nuestro cuerpo sutil o aura.

Ejercicios con mantras

Ya en los Upanishads, las sagradas escrituras védicas hindúes, se indica qué debemos hacer para activar los chakras. Además de tener un color y un símbolo propios, los chakras tienen también su propia sílaba sagrada (su propio mantra). Cada mantra activa y armoniza el chakra al que representa. El recitado de mantras es perfecto para beneficiarnos directamente de los efectos curativos del sonido.

Lo primero es elegir un mantra que te ayude a controlar un determinado problema físico o psíquico. Si padeces estreñimiento o te sientes débil (trastornos debidos a la falta de actividad del primer chakra, el chakra Muladhara), escoge el mantra «LAM». Trata de pronunciar la «m» final como «ng».

Ejercicio
Recitado del «LAM»

Busca un lugar tranquilo, pon una manta en el suelo y siéntate sobre ella con la espalda recta y las piernas cruzadas.

1. Trata de estar lo más relajado posible, coloca las palmas de las manos sobre los muslos o las rodillas y cierra los ojos.
2. Respira hondo varias veces. Intenta concentrarte totalmente en el presente. Evita sentimientos e ideas negativos y limítate a pensar en el ejercicio.
3. Inspira profundamente por la nariz y, en el momento de la espiración recita varias veces el mantra «LAM» (que se pronuncia «lang»). Hazlo con fluidez y relativamente rápido, de manera que a cada espiración corresponda una secuencia de mantras: «lang – lang – lang – lang – lang – lang – lang – lang – lang – lang», y así sucesivamente. Pronuncia el mantra con suavidad y sin interrupción un mínimo de diez veces (lo ideal son veinte o treinta). Vuelve a respirar hondo por la nariz y repite el recitado durante unos minutos.
4. Concéntrate en la parte del cuerpo en la que se ubica el chakra correspondiente. En este caso (primer chakra), en el coxis.

Para activar el segundo chakra, realiza el ejercicio con el mantra «VAM» (que se pronuncia «vang») y concéntrate en la zona inmediatamente superior a los genitales.

EL PODER DE LOS SÍMBOLOS

Cada chakra está representado por un símbolo geométrico que hace referencia a su poder.

1. Chakra Muladhara: cuadrado. 2. Chakra Svadhisthana: luna creciente. 3. Chakra Manipura: triángulo. 4. Chakra Anahata: estrella de David. 5. chakra Vishuddha: círculo. 6. Chakra Ajna: círculo alado. 7. Chakra Sahasrara: loto.

Ejercicios matinales

Lo mejor es que realices tus ejercicios a primera hora de la mañana, antes de desayunar. También puedes hacerlos en otro momento, pero descansa siempre dos horas después de las comidas. El recitado estimula la actividad de los chakras, así que no practiques antes de ir a la cama, ya que es posible que tengas dificultades para dormir.

Mientras realizas los ejercicios, escucha el sonido de tu voz y observa qué efectos te provoca.

Recitado de vocales

Si no te sientes cómodo con el significado religioso de los mantras, puedes sustituirlos por vocales.

- El sonido «ahhh» actúa como calmante y elimina los bloqueos psíquicos. Puedes recitarlo en voz alta o en voz baja, siempre durante un minuto. Este ejercicio prolonga la respiración y tiene un efecto liberador.
- El sonido «ihhh» estimula el cerebro y el sistema nervioso vegetativo, por lo que nos mantiene despiertos y nos transmite actividad.
- El sonido «ohhh» tiene el mismo efecto que el «OM».

BIBLIOGRAFÍA

Benenzon, Rolando O., *Musicoterapia: de la teoría a la práctica*, Paidós, 2011.

Campbell, Don, *El efecto Mozart. Aprovechar el poder de la música para sanar el cuerpo, fortalecer la mente y liberar el espíritu creativo*, Urano, 1998.

Cayce, Edgar, *Curar con la música*, Susaeta, 1998.

Jauset Berrocal, Jordi A., *Música y neurociencia: la musicoterapia*, UOC, 2008.

Lago Castro, Pilar; Melguizo Aguilera, Flor; Ríos González, José Antonio, *Música y salud: introducción a la musicoterapia*, UNED, 1997.

Stewart, R. J., *Música y conciencia*, Mandala, 1990.

Vaillancourt, Guylaine, *Música y Musicoterapia. Su importancia en el desarrollo infantil*, Narcea, 2009.

En la misma colección

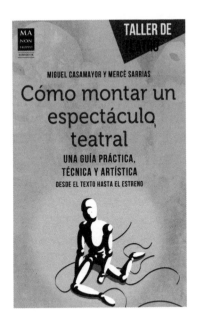

Taller de teatro

CÓMO MONTAR UN ESPECTÁCULO TEATRAL
Mercè Sarrias y Miguel Casamayor

El teatro es una de las experiencias vitales más complejas y enriquecedoras que existen. Meterse en la piel de un personaje es siempre tan laborioso como apasionante. De ahí que surjan tantos grupos teatrales, profesionales o aficionados, que tras semanas de ensayos consiguen llevar a cabo ese momento mágico que es la representación. Este libro es una útil herramienta de trabajo que describe con precisión pero de forma desenfadada y amena los elementos necesarios para montar un espectáculo teatral.

- La siempre temida batalla de reinas.
- El dilema de escoger el texto apropiado.
- ¿Cuántas personas deben componer el equipo artístico?

Taller de escritura

EL ESCRITOR SIN FRONTERAS
Mariano José Vázquez Alonso

Este es un libro con vocación de ayudar tanto a quienes han hecho de la escritura su profesión como aquellas otras personas que tienen como meta plasmar una brillante idea en forma de novela.

A través de detalladas técnicas el lector encontrará la manera más fácil y directa de encontrar un tema adecuado, desarrollar una trama, construir una localización, dar rasgos de verosimilitud a un personaje o dar con la palabra precisa que le ayudarán a construir su propia voz.

- Escoger el lenguaje adecuado.
- Diferencia entre trama y argumento.
- ¿Narrar en primera o en tercera persona?

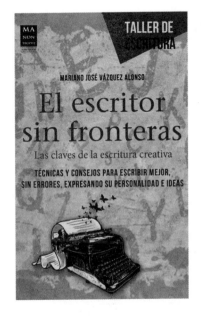

Taller de música

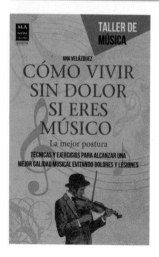

CÓMO VIVIR SIN DOLOR SI ERES MÚSICO
Ana Velázquez

Los músicos están expuestos –más que la mayoría de las profesiones– a lesiones musculares y articulares debido a la repetición de sus movimientos. La mejor manera de prevenirlas es enseñando desde los comienzos la más óptima colocación del instrumento y evitar las alteraciones en el sistema postural.

Este libro ofrece los recursos necesarios en cada tipo de instrumento para mejorar la postura interpretativa y evitar lesiones que mermen el trabajo de un músico. Tiene como finalidad optimizar el rendimiento y calidad artística del músico ya que ofrece recursos para mejorar la postura interpretativa y en consecuencia la relación que cada músico tiene con su instrumento.

TÉCNICA ALEXANDER PARA MÚSICOS
Rafael García

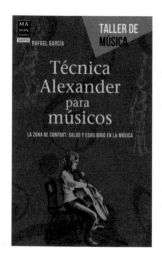

La técnica Alexander es cambio. Un cambio de conducta que implica una visión más amplia de la música y del intérprete. La atención no se centra exclusivamente en los resultados, sino también en mejorar y cuidar todas aquellas áreas que conducen a una experiencia musical más satisfactoria.
Aprender a ver más allá del atril, levantarse de vez en cuando de la silla para tomar aire y reemprender la tarea con energía renovada, representa una medida saludable para el músico.
La técnica Alexander toma de la mano tanto las necesidades artísticas del intérprete, como los pilares del funcionamiento corporal que promueven en él una postura sana y movimientos libres. El resultado es beneficioso para ambos. La faceta artística del músico se amplía enormemente al reducir el número de interferencias en la interpretación, y a su vez, el bienestar corporal alcanzado lleva a una experiencia de mayor satisfacción.

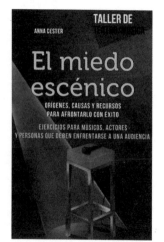

Taller de teatro/música

EL MIEDO ESCÉNICO
Anna Cester

Muchos cantantes, bailarines, actores, músicos… ya sean amateurs, estudiantes o grandes intérpretes afirman que la ansiedad escénica les afecta negativamente, disminuyendo su rendimiento y la calidad de su actuación. Es un hecho evidente que el trac no es selectivo, nos afecta a todos en mayor o menor intensidad.
El objetivo principal de este libro es ofrecer al lector conocimientos y habilidades en la preparación para actuar ante público, así como recursos para afrontar la ansiedad escénica sin que ésta interfiera en su buena interpretación